U0351662

心理健康（第2版）

逄永花 薛敏 ◎ 主编

祝传杰 李艳 ◎ 副主编

韩加增 ◎ 主审

Xinli Jiankang

人民邮电出版社

北 京

图书在版编目（CIP）数据

心理健康 / 逢永花，薛敏主编. -- 2版. -- 北京：
人民邮电出版社，2015.9（2021.8重印）
ISBN 978-7-115-40109-0

Ⅰ. ①心… Ⅱ. ①逢… ②薛… Ⅲ. ①心理健康—健
康教育 Ⅳ. ①R395.6

中国版本图书馆CIP数据核字（2015）第195273号

内 容 提 要

本书内容包括：主动适应、人际交往、行为自塑、学会学习、情绪情感、珍爱生命、自我发展、职业发展8个单元；每个单元又分4个课题，共32个课题。每一课题包含"热身活动""心灵聚焦""活动体验""心理宝典""心理自助"5个模块。在教学中可灵活选择相关单元或相关课题实施教学活动。

本书适合作为中等职业院校心理健康课程的配套教材，也适合广大爱好心理健康知识的青年读者阅读。

◆ 主　　编　逢永花　薛　敏
　　副主编　祝传杰　李　艳
　　主　　审　韩加增
　　责任编辑　马小霞
　　执行编辑　肖　稳
　　责任印制　焦志炜
◆ 人民邮电出版社出版发行　　北京市丰台区成寿寺路11号
　　邮编　100164　　电子邮件　315@ptpress.com.cn
　　网址　http://www.ptpress.com.cn
　　三河市君旺印务有限公司印刷
◆ 开本：787×1092　1/16
　　印张：11.75　　　　　　　　2015年9月第2版
　　字数：245千字　　　　　　　2021年8月河北第10次印刷

定价：28.00元
读者服务热线：(010)81055256　印装质量热线：(010)81055316
反盗版热线：(010)81055315

前言

当下，关注学生的心理健康和发展的需求，直面其心理的复杂性和特殊性，并进行有效的心理健康教育和辅导，以培养其良好的心理素质，促进其身心和谐发展，显得尤为迫切和必要。这既是学生自身健康成长的需要，也是经济和社会发展对人的素质要求。

本书以教育部《中等职业学校心理健康教学大纲》为指导，根据学生心理发展特点和身心发展规律，结合当地学生实际情况，有针对性地重组了教学内容，力求有目的、有组织、有计划地对学生心理的各个方面进行教育与辅导，提高学生的就业与创业能力。

本书的内容包括：主动适应、人际交往、行为自塑、学会学习、情绪情感、珍爱生命、自我发展和职业发展 8 个单元，每单元又分 4 个课题，共 32 个课题。每一课题包含"热身活动""心灵聚焦""活动体验""心理宝典""心理自助"5 个模块。在教学中可灵活选择相关单元或相关课题实施教学活动。

本书将心理学理论与生活相融合，采用行动导向的理念呈现教学内容。以"热身活动"打破开场沉默，活跃学习气氛；以"心灵聚焦"呈现案例，引发学生心灵震荡；以"活动体验"引领教学互动，交流分享师生的收获；以"心理宝典"阐释心理健康知识，分析有关心理问题成因；以"心理自助"引导学生自主探究，促进学生自我成长。

心灵既可以是玻璃，也可以是水晶。每一颗年轻的心，都应该超越自我，不要像玻璃那样脆弱，而应该像水晶一般晶莹剔透和坚韧。希望本书能帮助学生化解心理困惑，做成长的主人，带着健康的心态去奋斗拼搏，带着美好的情感去享受生活，并拥有健康幸福的人生。

在编写本书的过程中，得到了青岛市心理健康教师和心理学专家的精心指导，在此一并表示感谢。

编　者

2015 年 7 月

目录

第一单元
主动适应

亲爱的同学们，满怀着对未来的希望和憧憬，你成为了一名中职生，即将开始一段新的征程。在以后的岁月里，你将拥有一个全新的起点，面临新的考验。

面对新的环境，你可能会有些不适应，可能会有点孤独和彷徨，甚至可能会对自己的选择感到有些迷惘。如果是这样，你不必紧张，只要摆正心态，主动出击，就能尽快适应新的生活，迈好新生活的第一步。一路走来不后悔，就这么坚定地走下去吧，不要在乎那些外来的压力。

请相信，只要拥有健康的心理品质，积极地面对生活，主动悦纳自我，用汗水做凭证，以信念做支撑，尽情地展示自己的人生，相信多彩的浪花一定会沿着扬帆者的航程开放。

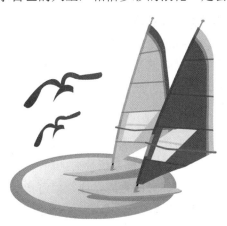

第一课　走进心理健康

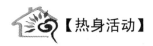【热身活动】

"左右护法"

（1）老师随机叫到某一同学的名字，坐在其左侧的同学迅速举起左手，其右边的同学迅速举起右手；然后请速度慢的和举手错误的同学站到前面来。

（2）像"开心辞典"一样，给出五个选项，请根据自己的意愿选择其中一项并进行表演。

A．和你周围的同性同学拥抱一下　　　　　B．和周围的异性同学握手一次

C．和老师拥抱一下　　　　　　　　　　　D．选作模仿秀

E．向全班同学自我介绍

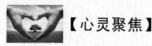 【心灵聚焦】

　　小奇是个文静清秀的男孩，他的父母都在做生意，没有精力照顾他。从两岁开始，小奇就寄养在乡下的爷爷奶奶家，爸爸妈妈几个月才去看他一次。爷爷奶奶非常疼爱他，天天跟在屁股后面嘘寒问暖，从来不让他离开自己的身边。他想到外面找小伙伴玩，爷爷奶奶就会说："乡下孩子太野蛮，你这么老实是要受欺负的。"他想跟着大人去田地里看看，爷爷奶奶又说："爷爷奶奶不能在你身边保护你，万一出事怎么办？太危险了，还是不要去了。"在"这不许，那不让"的过度关注中，他变得胆小、害羞、性格孤僻。

　　上了职业学校后，他开始寄宿在学校。过上集体生活的小奇在学习和生活上出现了很多问题，他感到和同学格格不入，对学习没有兴趣，上课时不是趴着睡觉，就是坐着发呆。一个学期了，班里有很多同学，尤其是女同学，从来就没有和他说过一句话，更有甚者，几乎都不知道他的名字。班里的男生总是喜欢逗他，看到他羞红脸的样子就会哈哈大笑，还送他一个外号叫"灰姑娘"。

　　心理辅导老师在了解了小奇的成长经历后，决定和全班同学一起帮助小奇，通过心理健康教育课和团体辅导活动，让他感受到成长的快乐，帮他打开心扉。经过努力，小奇的脸上多了真心的笑容，学会了主动和同学交往，也能积极帮助他人。渐渐地男同学开始约他一起去打球，女同学也不再冷落他，经常找他聊天。小奇的生活越来越丰富多彩，他也感到越来越开心了。

　　小奇的这种心理状态已经影响了他的学习和生活。幸运的是心理老师及时发现了问题，并帮助他进行了调整。可见，拥有健康愉悦和积极向上的心态对一个人的成长是多么重要，那么，什么是心理健康？怎样才能拥有健康的心理？如何判断心理是否健康？心理健康在人的成长过程中会发挥怎样的作用呢？

 【活动体验】

活动一　你说我说

　　在现实生活中，很少有心理绝对健康的人，产生心理问题并不奇怪，我们的心理成长过程就是不断产生心理问题，不断解决心理问题，从而不断成长的过程。

　　（1）在平时的学习和生活中，你经常会遇到怎样的心理困惑？

（2）你是通过怎样的方式来解决这些心理困惑的？

_____

（3）在解决这些心理困惑时，通常你会求助于哪些人？

_____

（4）如果某个心理问题没有及时解决，会给你的生活带来怎样的影响？

_____

（5）当这个心理问题解决后，有没有其他问题发生？

_____

活动二　明辨是非

由于社会、历史等原因，我国心理卫生工作起步较晚，大多数人对健康的认识还停留在身体器官有无病变的层面，而忽视了精神病变的层面。另外，一提起心理疾病，许多人就将其和精神病划等号，好像谁要承认自己有心理问题，就是一件很丢脸的事情。另外，人们很少将诸如心理障碍、失眠、长期情绪低落等一般性心理问题与心理健康联系起来。上述现象，是缺乏心理健康意识的表现。有专家称：在现代社会，心理问题已经像伤风感冒一样常见。感冒了要吃药，发烧了要就医；而心理出现问题，接受心理咨询、心理辅导或心理治疗也是件很自然的事情。

结合以上内容，请阐述一下自己的观点（可参考以下观点）。

（1）只有性格内向的人才容易患心理疾病。

（2）心理疾病或障碍只有别人看出来时才有必要去求助心理医生。

（3）坚强的、成功的人不容易患心理疾病。

（4）心理不健康是一件令人丢脸的事。

（5）心理问题也有对错。

（6）如果偶尔出现一些不健康的心理和行为，就是有了心理问题。

（7）所谓"悦纳自我"就是认为自己的一切都是好的。

（8）心理疾病不会影响到心理健康。

（9）身体不健康不会影响到心理不健康。

（10）有心理问题的人精神都不正常。

结合自己的实际情况，举例说明你是否对心理健康有过不合理的认识，然后通过小组讨论，列出人们对心理健康所持的两个以上错误观点。

_____

_____

活动三　讨论与分享

心理健康维护是心理健康教育的重要内容。它的作用主要是使我们形成并维持正常的心理状态，从而能适应社会，正常地成长和发展，具体包括三项内容：第一，帮助我们形成自我调控能力，使之能维持正常的心理状态；第二，帮助心理状态不良者及时摆脱这种状态，恢复正常状态；第三，帮助心理不健康者康复，使之恢复健康状态。心理健康和生理健康一样，根据程度可分为不同的等级，相应地，心理辅导也划分为三个层次，如图1-1所示。

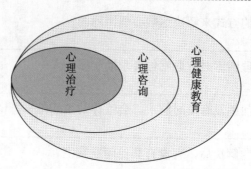

图 1-1　心理辅导的三个层次

（1）你知道这三个层次的心理辅导分别针对哪些人群吗？

_____

（2）你认为可以采用哪些喜闻乐见的形式进行心理健康教育？

_____

 【心理宝典】

一、健康

1989 年，世界卫生组织将健康定义为："一个人只有在身体健康、心理健康、社会适应良好和道德健康四个方面都健全，才算是完全健康的人。"如图 1-2 所示。

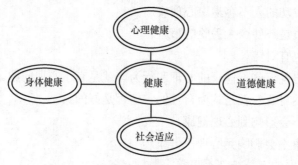

图 1-2　健康的四个方面

二、心理健康

1. 心理健康的含义

早在 1946 年第三届国际心理卫生大会上，心理健康就被定义为："身体、智力、情绪十分调和，适应环境；人际关系中能彼此谦让；有幸福感；在工作和职业中能充分发挥自己的能力，过有效率的生活。"

2. 心理健康标准

（1）智力正常。智力是以思维能力为核心的各种认识能力和操作能力的总和，它是衡量一个人是否心理健康的最重要的标志之一。正常的智力水平是人们生活、学习、工作的最基本的心理条件。一般地讲，智商在 130 以上，为超常；智商在 90 以上，为正常；智商在 70～

89 间，为亚正常；智商在 70 以下，为智力落后。智力落后的人较难适应社会生活，很难完成学习或工作任务。衡量一个人的智力发展水平要与同龄人的智力水平相比较。例如，对外界刺激的反应过于敏感或迟滞、知觉出现幻觉、思维出现妄想等，都是智力不正常的表现。

（2）情绪适中。情绪适中是指情绪是由适当的原因所引起的，情绪的持续时间随着客观情况的变化而变化，情绪活动的主流是愉快的、欢乐的、稳定的。有人认为，快乐表示心理健康，如同体温表示身体健康一样准确。一个人的情绪适中，就会使整个心身处于积极向上的状态，对一切充满信心和希望。

（3）意志健全。一个人的意志是否健全主要表现在意志品质上，意志品质是衡量心理健康的主要意志标准，其中行动的自觉性、果断性和顽强性是意志健全的重要标志。行动的自觉性是指对自己的行动目的有正确的认识，能主动支配自己的行动，以达到预期的目标；行动的果断性是指善于明辨是非，适当而又当机立断地采取决定，并执行决定；行动的顽强性是指在做出决定、执行决定的过程中，克服困难、排除干扰、坚持不懈的奋斗精神。 反应适度是意志健全的主要组成部分，也是心理健康的外在表现之一。反应适度主要表现为：意识和行为一致，即言行一致；为人处世合情合理，灵活变通；在相同或相类似情境下，行为反应符合情境，既不过分，也不突然。

（4）人格统一。人格是指一个人的整体精神面貌，人格的各种特征不是孤立存在的，而是有机结合成相互联系的整体，对人的行为进行调节和控制。如果各种成分之间的关系协调，人的行为就是正常的，如果失调，就会造成人格分裂，产生不正常的行为。一个人的人格一经形成，就具有相对稳定的特点。

（5）人际关系和谐。人际关系和谐是心理健康的重要标准，也是维持心理健康的重要条件之一。人际关系和谐具体表现为：在人际交往中，心理相容，互相接纳、尊重，而不是心理相克，相互排斥、贬低；对人情感真诚、善良，而不是冷漠无情、施虐、害人；以集体利益为重，关心、奉献，而不是私字当头，损人利己等。

（6）与社会协调一致。心理健康的人，应与社会保持良好的接触，认识社会，了解社会，使自己的思想、信念、目标和行动跟上时代发展的步伐，与社会的进步与发展协调一致。如果与社会的进步和发展产生了矛盾和冲突，应及时调节，修正或放弃自己的计划和行动，而不是逃避现实、悲观失望，或妄自尊大、一意孤行。

（7）心理特点符合年龄特征。人的一生包括不同年龄阶段，每一年龄阶段的心理发展都表现出相应的特征，这被称为心理年龄特征。一个人心理行为的发展，总是随着年龄的增长而发展变化的。如果一个人的认识、情感和言语举止等心理行为表现基本符合他的年龄特征，就是心理健康的表现；如果严重偏离相应的年龄特征，发展严重滞后或超前，则是行为异常、心理不健康的表现。

3. 学校心理健康教育

心理健康教育，就是根据人们心理活动的规律，采取各种方法与措施，调动一切内外积极因素，促进其整体素质提高的教育，是一种面向全体学生的预防式教育。就内容来说，心理健康教育包括心理素质培养和心理健康维护。心理健康教育的这两方面内容，反映了个体正常成长和发展的不同层次要求，心理素质培养主要是使我们能正常地成长发展，适应社会，成为健康的人。

我们正处在人生的重要过渡阶段，一方面还保留着儿童的幼稚，另一方面也表现出成人的成熟。这种过渡性让我们的心理发展充满着矛盾和动荡：我们的内心常常感到躁动与不安，我们的心理容易出现不平衡或不稳定……许多研究表明，心理不良行为最容易出现在青少年时期，这个年龄阶段违法犯罪的比例也较高；其他像车祸、溺水、斗殴等意外伤亡率最高的年龄段也在青少年时期。心理疾病的发病率，从青春期开始逐年增高，青少年时期成为心理疾病发病的高峰阶段。有鉴于此，心理健康教育对我们的健康成长非常重要。

心理健康教育的重要途径是开设"心理健康"课程。通过课程的学习，帮助同学们了解心理健康的基本知识，树立心理健康意识，掌握心理调试的方法；指导我们正确处理各种人际关系，学会合作与竞争，培养职业兴趣，提高应对挫折、求职就业、适应社会的能力；正确认识自我，学会学习、学会有效学习，确立符合自身发展的积极生活目标；培养责任感、义务感和创新精神，养成自信、自律、敬业、乐群的心理品质；提高全体学生的心理健康水平和职业心理素质，真正成为适应经济社会发展需要的高素质劳动者。

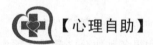 【心理自助】

心理冲突及调适

青春期是人生非常重要的一个发展时期，许多在童年生活中留下来的问题一方面会在青春期表现出来，另一方面也需要在青春期进行整合。如果在这一时期得不到正确的引导而加以解决，这些问题就会遗留到成年期而引发更大的问题。

当前，青少年心理健康问题表现的形式多种多样，主要表现为：学习困难，考试焦虑，难于应付挫折，青春期性心理扭曲，情绪不稳定，自我失控，心理承受能力低，意志薄弱，缺乏自信，记忆力衰退，注意力不集中，思维贫乏，学习成绩不稳定，并在行为上出现打架、骂人、说谎、厌学、逃学，严重的出现自伤或伤人现象。

一、不良心理表现

（1）混日子心理较重。有些同学缺乏成就动机，只想着在职业学校学习几年，拿一张毕业文凭。也有的同学未入校前就过着"做一天和尚撞一天钟"的生活，进取心不强。

（2）自卑心理较重。有些同学带着怀疑、失落和无奈的心理走进职业学校，对自己的选择、学习、人际关系、成长以及未来的职业缺乏信心。其中一部分学生为未能及时调整好自己的心态积极投入新的生活而陷入深深的自卑中，看不到自己的长处和优点，极大地限制了自我的发展。

（3）依赖与渴望自立并存。多数同学因为面临着毕业后的就业，所以渴望自立的愿望相对同龄人就更强烈。然而，由于我们长期生活在"成绩好一切就好"的评价标准下，再加上长期养成的衣来伸手、饭来张口的不良生活习惯，又会限制着个体真正的自立。

（4）自控能力弱。情绪波动和变化较大是正常的，然而有些同学极易冲动，一点很小的事情就可能大发雷霆，动不动还大打出手，表现出某些冲动和越轨行为，有的甚至导致非常严重的后果。

二、调试方法

（1）丰富生活内容。积极参加学校组织的各种丰富多彩的课余活动，如卡拉 OK 大赛、演讲比赛、辩论会等，通过这些活动增加相互交流的机会，增强参与意识，与同学们加深相互了解，有助于消除孤独感和自卑感。主动参加文学社、书画社等学生社团组织的活动，提高自身能力，增强自信心。

（2）创设愉快的学习环境。端正学习态度，将学习作为提高自己综合素质的最主要途径，而不仅仅看考试成绩。从学习中寻找乐趣，锻炼自主学习的能力，培养自己的学习意志力和良好的学习习惯。积极配合老师创造和谐的课堂气氛，客观地评价自己的学习水平，努力提高学习成绩并培养从容不迫应试的心态。

（3）主动寻求帮助。当遇到问题，有了心结的时候，主动找心理老师或班级的心理辅导小组成员进行咨询，在他们的帮助下寻求解决问题的途径和方法。在面临考试、比赛、实习、择业等阶段接受老师的心理咨询和指导，减轻或消除可能存在的心理障碍。

第二课　赢在新起点

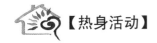
【热身活动】

"抛绣球"

（1）随机叫一名同学到讲台上来，让他背对全体同学；老师数 1、2、3 后，台上的同学向后抛出手中的球。

（2）台下的同学谁接到球或者谁离球最近，同学们就要大声喊出他的名字。

（3）接到球的同学，闭上眼睛在原地转三圈，再次抛出球。

（4）循环上面的程序。

【心灵聚焦】

作为一名职校的新生，在经历了刚入校短暂的新奇、兴奋和快乐之后，我感到一种莫名的孤独和惆怅。校园生活是多彩的，但我却是孤独的，不仅思念以前的老师和同学，思念自己的家人，对新老师也有很多不适应……面对校园里一张张飞扬着青春的笑脸，我却很茫然，我知道我在逃避着什么……我不想这样，可我不知道该如何走下去……

一位困惑的高一新生

我的心声

　　我是一名来自甘肃的外地学生，带着人生的诸多梦想来到青岛，成了咱们学校的一名新生。来到这里后，虽然学校各方面的条件都不错，但是方言的不一致，生活习惯的不同，严重影响了我的学习和生活，特别是专业课的学习很吃力，我几乎听不懂老师讲的内容，甚至听不懂老师的"普通话"。宿舍生活更是适应不了，午休期间有人看书，有人打呼噜，还有人玩手机……晚睡时间竟有人说笑到深夜。我从小养成的习惯是只有在安静的环境下才能入睡，可现在……我实在受不了了，特别想念我的父母，特别想回家，可是路途遥远，我不知道选择回家会不会后悔……我好苦闷。

您的学生：×××

　　你像一条小溪，欢快地跳跃着，不经意间突然发现自己汇入了一条奔腾的大河……你已经是一名职校生了。新的学校、新的集体、新的同学、新的老师，一切都给人一种清新宜人的感觉。然而，新奇过后，我们应该怎样尽快适应新的环境呢？

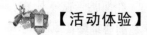 【活动体验】

活动一　寻人行动

（1）根据"寻人信息卡"上的信息，以最快的速度找到与表格中相匹配的人，简单交流后在表格中签名。

（2）同一栏目，可以签不止一个人的名字，看谁签的名字多。

（3）最先获取全部签名者为胜利者。

（4）全班梳理信息，请具有同一特征的人相互介绍与交流。

寻人信息卡

序号	特征	签名
1	九月份出生的	
2	喜欢打乒乓球	
3	喜欢听音乐	
4	去过北京	
5	喜欢踢足球	
6	爸爸是教师	
7	喜欢画漫画	
8	读过韩寒的书	
9	学过乐器	
10	当过课代表	
11	喜欢上网聊天	
12	网络游戏高手	

续表

序号	特征	签名
13	参加过爱心捐助	
14	喜欢蓝色	
15	暑假打过工	
16	当过班干部	
17	非独生子的	
18	学过跆拳道	
19	参加过演讲比赛	
20	喜欢学数学	

活动感悟：

_____

_____

活动二　心理实验探究

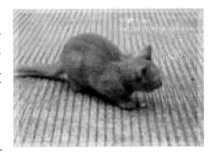

心理学家将一只小猫先放进一个背景全是竖线条的生活空间里，让它自由自在地生活了一段时间，然后又将它放入一个背景全是横线条的生活空间里，结果这只小猫却东倒西歪，站不稳了。

你从这个心理实验中感悟到什么了？

_____

_____

活动三　畅谈我心中的学校生活

你心目中的学校生活是什么样子的？

（1）我心目中的学校生活是：

_____

（2）我希望在这里达成的目标是：

_____

（3）你对新的校园生活的感受如何？请你真实地表达出来。

_____

 【心理宝典】

刚刚踏入职校的你，新奇和快乐总是短暂的，兴奋、欣喜的感情宣泄之后，你出现了许多不适应，感到前所未有的孤独、彷徨，内心感到很无助。其实，你不用紧张，这是一种正常现象，因为在人的一生当中，生活环境总是在不断变化着，我们需要不断地从一个熟悉的环境走入一个陌生的环境，而每一个环境的变化都会让我们不断成长。

一、角色转换带来的不适应

刚刚升入高一，角色的转换会使一些同学们产生强烈的不适应。有的同学在新的班集体中可能感到自己默默无闻、普普通通，被淹没在人群中；也有的同学升入职校后对新的环境感到信心不足，总是怀念以前的班级、老师和同学，不能尽快地投入到现在的生活中，不能尽快地结交到新的朋友。

二、新的人际关系的不适应

有的同学换了一个新的学习环境，觉得特别不舒服，新学校、新班级、新老师、新同学使他感到紧张，不知应该怎样去应付。新学校里，新班主任的工作方式、任课老师的教学方法都可能让刚刚升入职校的同学们感到陌生，特别是有些外地学生听不懂老师的"普通话"，心里特着急。在新的环境下，大家相处时日尚浅，和老师、同学的交流不够，也可能导致彼此不适应感的产生。

三、新的学习模式的不适应

与初中相比，中职的学习科目加入了专业课和技能训练，更加注重学生的动手实践能力。一切从零开始，对同学们的自我管理提出了更高的要求。如果仍然采用初中学习时的思维方式和学习方法，没有自己的目标和学习计划，就会感到无所事事，慢慢放松对自己的要求，失去学习兴趣。

四、对生活环境的不适应

当人来到一个陌生的环境时，周围的一切对他来说都是不确定的。在这样的环境中，个体会感到不安，甚至恐惧。个体为什么会有这种反应呢？我们知道，个体有很多种需要，其中包括安全的需要。心理学家做过一个实验，当他们把一个人头模型安放在一个猴子模型的身体上，然后把这个"人头猴身"的"动物"给猴子看时，观察到猴子表现出强烈的退缩反应，并表现出强烈的不安。这说明，当动物遇到新异的、与自己以前见过的不一样的东西时，会感到不安。人也是如此。当一个很小的孩子来到一个陌生的环境，他（她）会不安、哭叫、退缩，甚至拒绝与他人交往。这说明，个体在幼小的时候对陌生的、新的环境会表现出不安与恐惧。那么，当个体长大后，是否就不再对新环境与怪异的刺激感到不安、紧张甚至恐惧了呢？不是。成年人也会对陌生环境表现出不安甚至恐惧，这是个体从种族发展继承下来的，是个体自我保护以及维持种族延续的本能。

适应性强的同学，能够主动随环境的变化而变化。适应性弱的同学，要想方设法去了解和熟悉新环境，尽快消除内心的不安全感和紧张感。

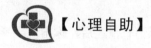 【心理自助】

如何尽快适应新环境

"适应"一词来源于生物学，用来表示能增加有机体生存机会的身体和行为的改变。学校适应，是指学生在校园环境的相互作用中、与周围的老师和同学相互交往的过程中，以一定的行为积极地反作用于周围环境而获得平衡的心理能力。良好的适应性可以促进人的身心健康，有益于人的发展和成长。面对新环境，只有主动出击，才能尽快适应中职生活，迈好关键的第一步。

1. 尽快适应校园内外环境

全面了解学校的硬环境和软环境。了解学校各部门及位置，消除对新环境的陌生感，也方便你在需要时及时找到有关老师帮助你解决问题，例如你的教室位置、宿舍位置、食堂、超市、卫生室、图书馆、技能训练教室、卫生清扫区域等。了解学校的各项制度，如学生守则、一日常规、课堂纪律、作息时间、班级考核制度等，以便严格要求自己，避免违反校纪校规，影响学习生活。

全面了解学校周边的社会环境。要熟悉学校周围的银行、商店、公交车站路线等外部环境。周末外出的时候要讲文明有礼貌，注意安全，尽量用普通话交流，使自己尽快融入新的环境，消除陌生感。

2. 尽快建立新的学习模式

有些同学可能感觉学习没有初中时紧张了，甚至无所事事。其实，中职的学习很重要的一点是要学会自学和课外学习，拓展自己的知识面，培养自己多方面的能力。因此，我们要改变完全跟着老师走的初中学习模式，利用好课堂、自习课等时间，主动消化和吸收所学知识。对专业课的学习，尤其要培养兴趣，注意运用有效的学习方法，要多观察、勤动手，才能掌握过硬的技术本领，为将来就业打好基础。

3. 尽快建立起新的人际关系

同学关系对适应新环境有重要影响。请尽快记住同学的名字、爱好、特长，方便大家寻找共同的话题讨论交流。学会尊重身边的同学，注意他们可能有的忌讳，因为每个人心里都有软弱的地方需要保护，即使是最要好的朋友也无法坦白到透明。请虚心向同学学习，因为每个同学身上都有值得学习的地方，向同学学习不仅是自身成长的一条途径，也是加强同学关系的润滑剂。或许经过开学初的军训，班级里同学们之间已经有了一定的默契，但班集体的形成仍需要每位同学的努力。请大胆地展示自己的特长、思想，大家相互扶持齐心协力，为形成一个强有力的班级团队作出积极贡献。

班级同学来自四面八方，在思想观念、生活习惯等方面都存在着明显的差异，在遇到实际问题的时候往往容易发生冲突。应该坚持的一个原则是：重在相互协调，不断地调试。要相信：你的同学也许将成为你这一生的挚友，要好好地珍惜和把握。例如，如果别人的行为有碍于你的生活（如夜里看书、聊天影响你的休息，未经允许随便动你的东西等），你可以委婉地提出意见，并相互协商调整。达成共识并共同遵守。

4. 学会打理好自己的生活

要尽快从依赖别人的生活方式转变成独立自主的生活方式，学习和掌握基本的生活自理能力，不断提高独立生活能力。

养成良好的卫生习惯，每天刷牙、洗脸、洗脚，脏衣服要及时洗换，被子要叠整齐。按时作息，接受宿舍管理人员的监督检查，夜间需要帮助时一定要找值班人员，不能大喊大叫,影响其他同学休息。学校食堂的饭菜可能不合自己的口味,但也要主动适应。饮食要注意荤素搭配,避免营养单调。注意保管好自己的钱和物,避免失盗现象发生。注意根据天气冷暖的变化加减衣物,保证身体健康。

改变自己更容易

在还没有发明鞋子以前,人们都赤着脚走路,不得不忍受着脚被扎被磨的痛苦。某个国家有位大臣为了取悦国王,把国王所有的房间都铺上牛皮,国王踩在牛皮地上,感觉到双脚舒服极了。

为了让自己走到哪里都感觉到舒服,国王下令把全国各地的路都铺上牛皮。众大臣听了国王的话都一筹莫展,知道这实在比登天还难。即便杀尽国内所有的牛,也凑不到足够的牛皮来铺路呀!正在大臣们绞尽脑汁想如何劝说国王改变主意时,一个聪明的大臣说:"大王可以试着用牛皮将脚包起来,再用一条绳子捆紧,大王的脚就不会受痛苦了。"国王听了很高兴,便收回成命,采纳了建议,于是鞋子就这样发明出来了。

把全国所有的道路都铺上牛皮,这办法虽然可以使国王的脚舒服,但毕竟是一个不切实际的笨办法。那个大臣是聪明的,用牛皮包上自己的脚比用牛皮把全国所有的道路都铺上要容易得多,按照第二种办法,只要一小块牛皮就能取得将整个世界都用牛皮铺垫起来的效果。

顿悟……

许多时候,我们应该改变自己来适应环境。

第三课 悦 纳 自 我

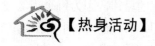 【热身活动】

"我真的很不错"

(1)两手握成拳头,在胸前作车轮状转动,同时说"我真的很不错,我真的很不错,我真的真的真的很不错"。

(2)当"很不错"话音落下的同时,竖起右手大拇指(赞美别人状)指向圈内的一位同学,然后做同样的动作,这次说"你真的很不错,你真的很不错,你真的真的真的很不错"。

(3)话音落时右手竖起大拇指指向自己,依次循环。

 【心灵聚焦】

小金今年17岁,是某职校一年级学生,1.75米的个头,长得眉清目秀,由父亲陪同来到心理咨询室。见到心理老师,小金低着头,两眼不敢看人,其父坐下来慢慢道出原委。小金原来成绩很好,进入初三以后成绩逐渐下降。来到职校后甚至有逃课、不参加考试的现象。有时放学回家一路小跑,一进门就钻进自己房间,关起门拉上窗帘,直到吃饭才出来。在学校怕上体育课，尤其怕阳光，怕照镜子，怕见人。家人问他为什么这样？小金称自己的鼻子长得大，很丑，嘴唇厚，两侧脸部一大一小不对称，尤其光线强时更明显，所以不敢见人。上课也听不了课，成绩下降。听完介绍，心理老师细看小金，见其五官端正，未见其鼻子大、嘴唇厚、两腮不对称。通过耐心交流，得知小金初三时有几个差生嘲笑他鼻子大，并画了漫画贴在黑板上。以后小金照镜子就觉得鼻子是大，嘴唇也厚，别人看他的眼光好像也知道这些，光线越强，就越明显，因而就有了上述表现。原来小金这种情况属于体像烦恼，心理老师告诉小金，体像烦恼是因为多数青少年都希望自己有一个理想的身体形象，一旦发现自己身上所发生的一切与构想的差得太多，就会产生各种烦恼，也容易产生缺陷感、自卑感，而小金太在乎别人对自己的"嘲笑"了，所以产生了这样的烦恼。

心理老师制定了具体的辅导方案，通过自我认知分析，使小金渐渐淡化了对自己体像的关注，他越来越喜欢自己，成为他班里最"阳光"的男生。

处于青春期的青少年常常容易迷失自我，缺少对自我的肯定，这样不仅会影响未来的发展，也会给我们带来许多问题，影响正常的学习生活。从现在开始，学会自我接纳，愉快的接受自己，是我们面临的任务之一。

自我接纳，是指一个人从了解自我、正确的评价自我进而能够肯定自我、接纳自我的过程。一个能够自我接纳的人是可以接受自己的独特方面的，既能够接纳自己的优点，也能够正确看待自己的不足和缺点。如果一个人具备自我接纳的能力，那他既不会以偏概全地自我膨胀，也不会一味地认为自己一无是处。他们往往能够正确地认识自己的优点，改正自己的缺点，接纳自己的不足，通过自我控制不断地自我完善，提高自己，为自己本身而感到愉悦。

 【活动体验】

活动一　谁否定了你？

李晓的学习成绩一直不理想，但他很勤奋。星期天，妈妈让他在家里打扫卫生，嘱咐他要把客厅的窗户玻璃擦干净。下午，妈妈一眼看出客厅的窗户玻璃擦得不干净，没等李晓说什么，就气冲冲地说："你看你，学习不好也就罢了，连个玻璃都擦不干净，什么事都干不好，你这个孩子简直一无是处，我怎么会有你这么一个笨孩子。"李晓很难过，他觉着自己很没用，不但不能给父母"争脸"，反而经常惹父母生气。在学校里，他也很少有勇气参与班级的事务，时常处于自责之中。

（1）你认为李晓没擦干净玻璃这一件事，就能说明他什么都干不好吗？

_____

（2）你认为李晓没擦干净玻璃这一件事，与他的综合能力有关吗？

_____

在成长的过程中，我们可能经常遭遇批评和指责，当有人批评和指责你时，你是怎样看待他（她）的批评和指责的？你是否也在不断地自我否定呢？你内心又是怎样"评价自己"的呢？是不是一次又一次地否定让你也越来越不喜欢自己，进而自信心也受到了严重影响了呢？

活动二　转换思维

例句：尽管（父母常说）我太贪玩，但我有时能创造性地解决数学难题。

请根据上面的例子，完成下面的练习，尽量肯定自己的长处。

（1）尽管（父母常说）_____，但_____

（2）_____

（3）_____

活动三　喜欢自己

认识自我不容易，要高兴地接受自己的一切，包括自己的优势和劣势，人很难接受自己的劣势，但若能坦然接受一切我们不满意自己的部分，自然你就学会接纳自己了。

接受自己的前提是喜欢自己，为了做到喜欢自己，我们必须每天发现自己的优点。

我喜欢自己，因为我……

我喜欢自己，因为我……

我喜欢自己，因为我……

……

当着全体同学的面，大声说出你喜欢自己的理由！

活动四　集体宣誓

我喜欢自己，我有能力改变自己，任何时候我都不会放弃希望。

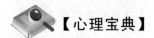 【心理宝典】

一些不合理理念的具体特征

有时，我们对自己的排斥甚至厌恶，源于一些来自自身意识中的不合理信念，这些不合理信念的具体特征有以下三个方面。

一、绝对化要求

这是指人们以自己的意愿为出发点，对某一事物怀有认为其必定发生或不会发生的信念，它通常是与"必须""应该"这类字眼连在一起，如"我必须在每件事上都获得成功""别人必须很好地对我""生活应该是很美好的"等。这种绝对化的要求在现实生活中是行不通的，如果事情的发展不如他所愿，那么由失望而导致的情绪障碍就在所难免。

二、过分概括化

这是一种以偏概全、以一概十的不合理思维方式的表现。过分概括化是不合逻辑的，就好像以一本书的封面来判定其内容的好坏一样。过分概括化的一个方面是人们对其自身的不合理评价。例如，当遭遇到一次失败时，就往往认为自己"一无是处""一文不值""是失败者"等，从而导致自责自罪、自卑自弃的心理及焦虑和抑郁情绪的产生。另一方面是对他人的不合理评价，即别人稍有差错就认为他很坏、一无是处等，这会导致一味的责备他人，以致产生敌意、愤怒等情绪。

三、糟糕至极

这是一种将可能的不良后果无限严重化的思维定式。即使将发生的是一个小问题，也会认为非常可怕、非常糟糕，甚至是一场灾难，这将导致个体陷入极端不良的情绪体验（如耻辱、自责自罪、焦虑、悲观、抑郁）的恶性循环中难以自拔，例如得了感冒就认为自己病情很严重，甚至会死；朋友没有和你打招呼就认为自己做错了什么事等。

有责任完全接纳自己

有一位女孩，一直渴望能成为一名歌星，可她非常讨厌自己的容貌。每次照镜子，她都对镜子中那宽大的嘴巴和龅牙感到伤心。一次，老师推荐她参加学校的联欢晚会，她感到十分紧张，唯恐同学取笑她那不雅观的牙齿。在台上她尽量拉长上嘴唇，极力摇晃身体，希望能转移观众的视线。结果呢？她的样子变得更滑稽可笑，使得演唱彻底失败。

在联欢会的嘉宾席上，有一位音乐家听了她的歌，认为她很有天分，对她说："我看了你的表演，知道你想隐瞒什么，你对自己的牙齿感到懊恼。"她听了满脸通红。这位音乐家继续说："牙齿不好又能怎样？难道那也是罪过吗？不要去隐藏它们，张开嘴大声地唱出来，观众看到你一点都不怯场，应付自如的表情，一定会喜欢你的。"女孩接纳了音乐家的劝告，忘记牙齿的缺陷，专心地面对观众，尽情地张大嘴巴，开怀地放声歌唱，不久以后，她成为歌坛上一位闪亮的明星，很多人甚至想模仿她！

或许你认为你的身体不够美丽，这意味着你没有把自己作为一个全面的人来接受。任何人都有责任完全接纳自己，努力去喜欢自己的整个身体并使它既具有价值又富有美感。除非你同意，没有人能够贬低你。

站在一面镜子前，观察自己的面孔和全身。你可能喜欢某些部分，同时也不喜欢某些部分。有些地方可能不怎么耐看，使你感到不安，如果你看到自己不喜欢的地方，请不要逃避，不要抵触，不要否认自己的容貌。这个时候你需要放弃完美，放弃"公有化"的标准，而用自己的标准来看待自己。否则你就无法自我接受、自我肯定。用自己的眼光注视镜子里的自我形象，并试着对自己说："无论我有什么缺陷，我都无条件地完全接受，并尽可能喜欢我自己的模样。"

你可能想不通：我明明不喜欢我身上的某些东西，为什么要无条件地完全地接受呢？接受意味着接受事实，接受自己并承认事实，你会觉得轻松一点，感到真实和舒服。时间一长你就会体会到自我接受与自信自爱之间相辅相成的关系了。

悦纳自我是建立自信的基础和开始

你是一个人，有自己独立的价值，不能与你的行为混淆起来。但很遗憾的是在生活中我们常常把二者混为一谈。

学会在情感上容忍自己的不完美之处，绝不能因为这些弱点而恨我们自己。"你"不会因为犯了一个错误或者方向有一点偏差而毁灭或者变得没有价值，就像打字机打错了一个字、小提琴发出一些不和谐的音响并不影响其价值一样。不要因为自己不完美而憎恶自己。

例如，你也许犯了一个错误，但是这不是说你就是一个错误。你也许不能恰当而且充分地表现自己，但是这不意味着你自己"不好"。承认自我意味着接受我们的现状，包括我们的错误、弱点、失误，也包括我们的优点和力量。不过，如果我们认识到这些消极因素属于我们但不等于我们时，承认自我就容易得多。很多人耻于健全的"自我承认"，因为他们固执地把自己犯过的错误与自己等同起来，这让他们十分痛苦。一个人如果想要真正与那些不足告别，就必须首先承认自己的行为和弱点，然后才能有力量改正它。

心理学家告诉我们，我们的自我评价和自我意识起源于幼年时候父母对我们的看法和期望，源于社会偏见和你周围人的偏见。其实你不是一个笨人，也不是一个反应慢的人，是对你有重要影响的人经常对你重复着这一信息，才使你开始怀疑自己。

其实，别人对我们说的话本身不应该伤害到我们自己，而是我们对这些话的态度和理解伤害了我们自己。我们的自尊自信不依赖于别人对我们如何评价，而依赖于我们对自己如何评价。关键的问题是我们的自我概念和自我评价决定了你看待别人对你贬低的态度。

"金无足赤，人无完人。"正如世界上没有十全十美的东西一样，也不存在完人。自信不仅是相信自己有能力、有价值，同时也相信自己有弱点。我们放弃了完美，就会明白每个人的两重性是不可改变的。所以，我们应当保持这样的心态和感觉：我知道自己的长处、优点，也知道自己的弱点；我知道自己的潜能和心愿，也知道自己的困难和局限。这样才能更好地接纳和喜欢自己。而悦纳自我是建立自信的基础和开始。

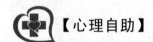

【心理自助】

你能愉快地接受自己吗？

对下列题目作出"是"或"否"的回答。

1. 你觉得自己是一个有价值的人吗？□是 □否
2. 在社交场合，你十分害羞且神经过敏吗？□是 □否
3. 你是否认为别人没有理由讨厌你？□是 □否
4. 你是否觉得自己不如他人？□是 □否
5. 你对自己的身材很不满意吗？□是 □否
6. 你讨厌看自己的照片吗？□是 □否
7. 你认为自己的记性不好吗？□是 □否
8. 你经常幻想自己有更多的天赋和才能吗？□是 □否
9. 你认为自己今后能成为一个好丈夫或好妻子吗？□是 □否
10. 你经常担心自己的健康吗？□是 □否
11. 你常生自己的气吗？□是 □否
12. 你有时有自我厌恶感吗？□是 □否

13．与同学在一起时，你是否不太说话，因为你害怕说错话会被同学取笑？□是 □否

14．当你发现别人在某方面比你出色时，你会产生某种强烈的失望情绪吗？□是 □否

15．你对自己的容貌满意吗？□是 □否

16．你常常害怕别人知道你的真实想法吗？□是 □否

17．你觉得自己在不少事情上对不起你的家人吗？□是 □否

18．你是否喜欢自己的个性特点？□是 □否

19．你认为自己笨吗？□是 □否

20．当你受挫折之后，总是长时间沉浸在自责之中吗？□是 □否

21．你觉得自己的存在对家人是有价值的吗？□是 □否

22．你常常在发火后感到十分后悔吗？□是 □否

23．你相信自己能成为一个对社会有用的人吗？□是 □否

24．你觉得自己是一个运气不好的倒霉蛋吗？□是 □否

25．你觉得老师没有公正的对待你吗？□是 □否

26．你是否对同学们对待你的态度感到不满？□是 □否

27．你是否想过最好能换一所学校？□是 □否

28．你非常羡慕别的同学的家庭吗？□是 □否

29．你是否想到，有可能的话真希望自己可以重新选择出身？□是 □否

30．你不愿意去考虑自己的前途吗？□是 □否

评分规则：第1、3、9、15、21、23题答"是"记0分，答"否"记1分；其余各题答"是"记1分，答"否"记0分。各题得分相加，统计总分。

你的总分

（1）0～9分：你能悦纳自己，你能以饱满的精神状态自信地迎接生活中的各种挑战。不过假如你的得分接近0分的话，我们可得提醒你注意防止自负滋长，因为你的自我感觉太好了。

（2）10～20分：你能接受自我，但对自己的某些方面不甚满意。

（3）21～30分：你对真实的自我抱有拒绝的态度。你认为自己这也不行，那也不好，看不起自己，不喜欢自己，对自己与他人之间的关系不满。这样一种自我意识使得你成天不是怨天尤人，就是心里感到苦闷忧郁。

被上帝咬过的苹果

有一个盲人，小时候深为自己的缺陷烦恼沮丧，认定这是老天在惩罚他，自己这一辈子算完了。后来一位教师开导他说："世上每个人都是被上帝咬过一口的苹果，都是有缺陷的人。有的人缺陷比较大，是因为上帝特别喜欢他的芬芳。"他很受鼓舞，从此把失明看作是上帝的特殊钟爱，开始振作起来，向命运挑战。若干年后，他成了一个著名的盲人推拿师，为许多人解除了病痛，他的事迹被写进当地的小学课本。

把人生缺陷看成"被上帝咬过一口的苹果"，这个思路太奇特了，尽管这有点自我安慰的阿Q精神。可是人生不如意的事十之七八，这个世界上谁不需要找点理由自我安慰呢？而且这个理由又是这样的善解人意，幽默可爱。

世界文化史上著名的三大怪才，文学家弥尔顿是瞎子，大音乐家贝多芬是聋子，天才的小提琴演奏家帕格尼尼是哑巴，如果用"上帝咬苹果"的理论来推理，他们也都是由于上帝特别喜爱，被狠狠地咬了一大口的缘故。

就说帕格尼尼吧，4岁时出麻疹，险些丧命；7岁时患肺炎，又几近夭折；46岁时牙齿全部掉光；47岁时视力急剧下降，几乎失明；50岁时又成了哑巴。上帝这一口咬得太重了，可是也造就了一个天才的小提琴家。帕格尼尼3岁学琴，即显天分；8岁时已小有名气；12岁时举办首次音乐会，即大获成功。之后他的琴声几乎遍及世界，拥有无数的崇拜者，他在与病痛的搏斗中，用独特的指法、弓法和充满魔力的旋律征服了整个世界。著名音乐评论家勃拉兹称他是"操琴弓的魔术师"，歌德评价他"在琴弦上展现了火一样的灵魂"。有人说上帝像精明的生意人，给你一分天才，就搭配几倍于天才的苦难。这话真不假。

上帝很馋，见谁咬谁，所以人都是有缺陷的，有与生俱来的，有后天形成的。既然无法抗拒，又难以弥补，就只有"既'咬'之，则安之"，从容应对。你咬你的，我活我的，不屈服于命运的摆布，像贝多芬那样，扼住命运的咽喉，或者干脆学学尼采，公开宣布：上帝死了！

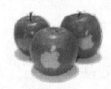

上帝又吝啬得很，决不肯把所有的好处都给一个人，给了你美貌，就不肯给你智慧；给了你金钱，就不肯给你健康；给了你天才，就一定要搭配点苦难……当你遇到这些不如意时，不必怨天尤人，更不能自暴自弃，最好的办法，就是像那个老师那样去自励自慰：我们都是被上帝咬过的苹果，只不过上帝特别喜欢我，所以咬的这一口更大罢了。

第四课　积极心理，快乐生活

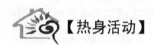

【热身活动】

"我们是最棒的"

双手拍手，同时说"1"，双手拍腿，同时说"我"；接着拍手两下，同时说"1、2"，拍腿两下，同时说"我们"；接着拍手三下，同时说"1、2、3"，拍腿三下，同时说："我们是"……一直到"1、2、3、4、5、6，我们是最棒的，耶！"结束。

【心灵聚焦】

（1）飞扬是一名职业学校学生，他成绩平平又一无所长，貌不惊人还笨手笨脚，用自己的话说就是"我太普通了，如果掉在人堆里，就找不着了"。但他拥有很多的好朋友，大家有郁闷的事情都愿意和他诉苦。心理老师了解到他的这个特质后，请他加入了心理社团，并引导他学习心理方面的知识。毕业后，他参加了心理学知识的学习并通过了心理咨询师资格认证的考试，开办了自己的儿童情商培训机构。

（2）小文很厌恶学校的课程，功课经常不及格。周围的人嘲笑他笨，他也感觉自己"脑筋不好使"。不过，他非常喜欢收集邮票，并乐此不疲。前一阵子，他收集和整理的作品，还在当地某报社组织的比赛中获了奖。只是，没有什么人支持和鼓励他，妈妈说他"不务正业"。他十分沮丧。

人人都有自己的优势。就像飞扬，虽然学习成绩暂时不如别人，但他的人际交往能力比较强，在老师的帮助下，他充分地发挥了自己的特长，并取得了一定的成绩。而小文在集邮方面也有他独到的一面，但他给自己贴上了否定的消极的标签，认为自己"缺乏能力""不聪明。"无独有偶，小文周围的人在"以成绩论英雄"观点的影响下，虽然小文的集邮作品在当地报社组织的比赛中获奖，但没有人支持和鼓励他，连妈妈都说他不务正业。在自我和他人的这种消极的评价下，他进入了一个负能量场，变得越来越消沉，感觉很苦恼。现在我们来看看有什么样的方法可以让我们充满正能量，远离负能量，用一种积极的心态去对待生活，拥有快乐的人生。

 【活动体验】

活动一　你的生活开心吗？

开心快乐的生活是每个人所向往的，能够开心快乐生活的人不仅自己本身充满正能量，也可以激发他周围人的正能量，那么，你是一个快乐的人吗？下面我们进行一个小测试。

第一步：自我测试

下列题目中每题都有多个备选答案，根据你的实际情况，选择一个适合你的答案。

1. 你以助人为乐吗？

A. 别人要求帮助时，很少拒绝。

B. 要是自己做的事情真能对别人有所帮助，就会做。

C. 实际上并不以此为乐，但是当感到自己应该为别人做点什么的时候，或者由于某些原因使自己感兴趣的话，就会做。

2. 你的睡眠情况属于哪一种？

A. 睡得熟，入睡没有困难

B. 睡不熟，容易醒来

C. 睡得熟，但入睡困难

3. 你是否经常需要独处？

A. 非常需要，最平静和最有创造力的时候就是独自一人的时候

B. 不喜欢和其他人在一起

C. 不讨厌独自一人，但也并不特别需要

4. 你认为保持环境整洁的重要性如何？

A. 非常重要，可以容忍别人的不整洁，但对自己从不这样

B. 重要，实际上希望自己更整洁一些

C. 比较重要，自己是相当整洁的，但对不整洁也不那么在乎

D．不重要，宁愿待在一所杂乱但让人感觉轻松的屋子里，也不愿待在一所整洁但人人谨小慎微的屋子里

5．以下三类人中你最不喜欢哪一类人？

A．媚上欺下，自命不凡

B．欺软怕硬，对那些没有反抗能力的人十分凶狠

C．野心勃勃，举止粗野

6．你亲近的人发生了不幸时（例如他的亲人去世了），你会怎样对待他？

A．尽力安慰他，使他振作起来

B．和他一样难过，如同自己受到的伤害一样

C．让他了解自己也很难过，但还和平时一样对待他

7．你遵守时间吗？

A．非常遵守，时间观念很强

B．完全不遵守，即使提前出发，也不会按时到达

C．不一定，有的事情遵守，有的事情不遵守

D．遵守，一般都是按计划到达

8．如果有人对你无礼，你对他的愤怒会持续多久？

A．很长一段时间，对于无礼举动一般不会宽恕

B．不会生气

C．时间不长，会生气，但不会怀恨在心

D．不会总是生气，但以后会提防他

9．你将来找爱人的第一条件是什么？

A．美貌、英俊　　　　　　B．富有　　　　　　C．有知识

D．能和谐相处　　　　　　E．爱情至上　　　　F．相互了解

10．你的社交态度是哪一种？

A．乐意和少数亲密的朋友来往

B．善于交际，熟悉的人很多

C．有很多朋友，但和他们的交往不多，一般只和来看自己的人交往

第二步：评分

对照下列表格，每题选择相应的选项计 1 分，选择其他选项不计分，然后将各题得分相加，得出总分。

题号	1	2	3	4	5	6	7	8	9	10
答案	B	A	C	C	B	C	D	C	D	C

第三步：结果分析

2 分以下：你的生活中没有多少乐趣。

3～6 分：你的生活中有很多愉快的时刻。

7 分以上：你的生活相当快乐。

当你是一个很快乐的人的时候，祝贺你，请你继续保持这种正能量；当你生活中没有多少乐趣时，应该怎么办呢？首先，请先接受当下的你。

活动二 接受自我——无论是优点还是缺点

第一步：假设让你重新来过，你会怎样度过？

此时此刻此阶段，每个同学对自己的人生都有一种看法，不过现在假设让你重新来过，你能确定自己将怎样度过吗？请你写下来。

第二步：当现实不能重新来过，你该怎么办？

但现实不能重新来过，回想过去的一路走来，你能确定真实的自我在哪里吗？未来你要如何？你能从现实中重生吗？写下你的感受。

第三步：分享交流

各小组派代表在全班分享此次活动的感受。老师针对学生的分享做出评价。

第四步：心灵启示

马克·吐温说：如果我们可以从 80 岁开始活到 18 岁，生命肯定会幸福得多！但这个如果其实并不存在，真正存在的，只能从现在开始，快乐幸福地活到 80 岁。

从现在开始，我要_____。

活动三 提升自己的人格魅力

第一步：阅读故事

故事 1 彼得·丹尼尔小学四年级的时候，常遭到班主任菲利普太太的责骂："你功课不好，脑袋不行，将来别想有什么出息！"彼得到 26 岁时还大字不识几个。有一次，一个朋友念了一篇《思考能致富》的文章给他听，彼得深受震动，从此发愤图强，变成了另外一个人。后来他事业有成，买下了他当年打架闹事的街道，并且出了一本书，名叫《菲利普太太，你错了》。

故事 2 爱因斯坦 4 岁才会说话，7 岁才会认字，老师的评价是："反应迟钝，满脑子不切实际的幻想。"爱因斯坦后来成为举世闻名的科学家，他死后还有许多科学家在研究他的大脑和常人的不同之处。

故事 3 罗丹的父亲曾抱怨自己有个白痴儿子。在众人眼中，他也是个前途无"亮"的学生，艺术学院考了三次还考不进去。他叔叔曾绝望地说："孺子不可教也。"可罗丹后来成了法国杰出的现实主义雕塑家。

故事 4 建立了世界上第一个苏维埃社会主义共和国、深受苏联人民爱戴的列宁身高 156cm；雷锋身高 156cm，并未影响他成为一个时代青年的楷模；曾横扫全欧洲，被无数人崇拜的拿破仑身高 162cm；男人气十足的俄罗斯总统普京身高 170cm。

第二步：阅读完上面的故事和数字，请做以下思考。

（1）你认为还有必要为自己的过去和眼前的分数而丧失信心吗？还认为身高和未来的前途有着直接必然的关系吗？

（2）对于一个职业学校的学生来说，决定未来前途最关键的东西应该是什么呢？

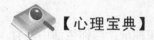

【心理宝典】

一、积极心理学的诞生

关于积极心理学的诞生，这里有一个小故事。

父亲在自己屋前的花园里割草，他的小女儿尼奇在一边玩着。这位父亲是一个做事很认真、很专注的人，即使在他割草的时候也是如此。他的女儿则显得天真活泼，她在父亲的身边又唱又跳，还不时地把父亲割下的草抛向天空。父亲对女儿尼奇的行为不耐烦了，于是对着尼奇大声地训斥了一声。

尼奇一声不响地走开了，可不久她又回到花园，并且一本正经地对父亲说："爸爸，我想和你谈谈。"

"可以呀，尼奇。"爸爸回答说。

"爸爸，你还记得我在过5岁生日之前的情况吗？你常说我在3岁到5岁之间是一个经常爱抱怨和哭诉的人，那时的我经常要对许多事抱怨和哭诉，也不管这些事是要紧的还是无关紧要的。但当我过了5岁的生日后，我就下决心不再就任何事对任何人抱怨和哭诉了，这是我长这么大做过的最难的一件事。不过我发现，当我不再抱怨和哭诉时，你也会停止对我吼叫和训斥。"

女儿尼奇的这番话使这位父亲非常吃惊，他没想到自己小小的女儿居然明白如此深奥的道理——停止抱怨，积极生活。他开始自我反省——反省自己对女儿、对生活、对职业的态度和行为，并得出如下的结论。首先，他觉得抚养孩子并不是一味地呵斥和纠正孩子的不当行为，而是要理解孩子的心，要多与孩子交流孩子本身具有的积极力量，并对孩子的这种积极的力量进行培养和鼓励，唯有如此，孩子才能真正克服自己的缺点并取得进步。其次，他发现自己的生活方式有待改进，因为他总是生活在消极的阴影里，总是用消极的方式去对待他人的缺点和不足，他总是抱怨生活的不幸与不公，抱怨、挑剔他人的不足，因而让他的生活很不开心，也许换一种积极的方式去对待生活、对待他人，自己的生活状态会有所改善。再次，女儿尼奇的这番话还使他对自己从事的职业产生了新的认识。这位父亲是一位知名的心理学家，在这之前他与大多数的心理学家一样，关注的是人类消极的心理——心理疾病的原因和治疗方案等，但是作为一位父亲，他应当去发现子女的积极力量和品质，相信子女们具有自我成长的动力和能力，那么作为一名心理学家，是否也应当去挖掘和发现人类积极的心理品质和力量呢？于是，他开始转变自己研究的方向，尝试着研究人类心理中积极的方面，并取得了卓越的成就。

这位父亲就是美国心理学会前主席塞里格曼。正是女儿尼奇的一番话，塞里格曼开始构想发起一场新的心理学运动——一种关注人的积极力量和积极潜能的心理学运动：积极心理学运动。1996年塞里格曼担任美国心理学会主席以后，便开始利用他的影响到处呼吁开展积极心理学运动，并把创建积极心理学看作自己在美国心理学会主席任期中最重要的使命之一。2000年，塞里格曼与契克岑特米哈伊在《美国心理学家》（American Psychologist）上发表《积极心理学导论》一文，标志着积极心理学的诞生。

二、积极心理学的定义及其主要内容

1. 积极心理学定义

"积极心理学"英文为 Positive Psychology，香港学者将其译为"正面心理学"，台湾的学者则译为"正向心理学"，而"积极心理学"是我们大陆的一种普遍译法。它是指利用心理学目前已比较完善和有效的实验方法与测量手段，来研究人类的乐观、希望等积极健康的心理品质的一个心理学思潮。积极心理学的研究对象是普通人群，它要求心理学家用一种更加开放的、欣赏性的眼光去看待人类的潜能、动机和能力等，探索人类幸福和快乐的奥秘，并帮助人们获得快乐和幸福。

2. 积极心理学研究的主要内容

2000 年，塞里格曼和契克岑特米哈伊在《积极心理学导论》中指出，积极心理学的主要研究范畴有三个方面：①积极经验，如快乐，主观幸福感等；②积极特质，如智慧、创造力、美德等；③积极环境，如社会关系、文化规范、家庭等环境因素对个体潜能发挥的影响作用。

具体就研究对象而言，积极心理学的研究分为三个层面。

① 在主观的层面上，研究积极的主观体验：幸福感和满足感（对过去）、希望和乐观主义（对未来），以及快乐和幸福感（对现在），包括它们的生理机制以及获得的途径。

② 在个人的层面上，研究积极的个人特质，包括爱的能力、工作的能力、勇气、人际交往技巧、对美的感受力、毅力、宽容、创造性、关注未来、灵性、天赋和智慧等，目前这方面的研究集中于获得这些品质的原因，以及这些品质对个体获得成功和幸福的影响作用。

③ 在群体的层面上，研究公民美德（如有责任感、有职业道德、乐于助人、有礼貌、宽容），以及有利于个体形成这些美德的社会环境因素，包括健康的家庭、关系融洽的社区、有效能的学校、有社会责任感的媒体等。

三、积极心态练习

要想改掉悲观这一坏习惯相当困难，但却并非不能。伊利诺斯大学的卡洛·代克教授进行了一系列心理学方面的研究，很具有说服力。代克教授和一群刚入学的孩子一起生活了很长一段时间，他试图从改变那些落后学生的情绪入手来提高他们的成绩。原来好多孩子都把学习不好归结为自己太笨，在他的帮助下，孩子们改变了当初的想法，他们认识到自己并不比别人笨，只是还不够努力而已，过了一段时间，这些孩子的成绩果然都有明显的提高。塞里格曼教授也经过 7 年的实验，清楚地知道失败后重新站起来不是天生的人格特质，它是可以学习的。下面我们就做一个积极心态的练习，帮你找回乐观的心态。

每天，在晚饭后或者在睡觉前，当一天即将结束的时候，写下这一天发生的三件好事。连续一个礼拜的每个晚上都这样做。你列出来的三件事可以是一些并不那么重要的小事，比如"好朋友从她家附近给我带了我最喜欢吃的一种蛋糕"，或者是一些更重要的事情，比如"我表姐结婚了"。在你单子上的每件积极事件后面，都写上你对这个问题——"为什么这件好事会发生？"——的回答。例如，你可以推测你的好朋友为你带蛋糕是因为"她心里一直记挂着我的喜好"，或者"我们约见面时，我提醒她要在那家买给我"。而你表姐会结婚可能是因为"她与男朋友十分相爱，而且想组建一个家庭"，或者"表姐与表姐夫终于买到满意的房子了"。

这个练习能够增进你的幸福感体验并减少抑郁情绪，如果延长练习的时间，比如连续六个月，甚或将其作为日常生活的一部分，那将会对你产生长期的益处。想想如果每天你都开心地进入睡眠，第二天也很可能同样开心地醒来。

乐观心态的形成并非一朝一夕，它需要我们与消极的思维、行为、语言和生活方式进行长期的斗争，需要我们不断地在挫折与考验中学习。这里送给大家一首美丽的诗，希望能为你注入一些积极的力量。

你改变不了过去，但可以改变现在；

你不能预知明天，但可以把握今天；

你改变不了环境，但可以改变自己；

你不能选择容貌，但可以展现笑容；

你不能事事顺利，但可以事事尽心；

你不能延伸生命的长度，但可以决定生命的宽度。

 【心理自助】

一、昂起头来真美

珍妮是个总爱低着头的小女孩，她一直觉得自己长得不够漂亮。有一天，她到饰物店去买了只绿色蝴蝶结，店主不断赞美她戴上蝴蝶结很漂亮。珍妮虽不信，但是挺高兴，不由昂起了头，急于让大家看看，出门与人撞了一下都没在意。珍妮走进教室，迎面碰上了她的老师，"珍妮，你昂起头来真美！"老师爱抚地拍拍她的肩说。

那一天，她得到了许多人的赞美。她想一定是蝴蝶结的功劳，可往镜前一照，头上根本就没有蝴蝶结，一定是出饰物店时与人一碰弄丢了。自信原本就是一种美丽，而很多人却因为太在意外表而失去很多快乐。

道理：无论是贫穷还是富有，无论是貌若天仙，还是相貌平平，只要你昂起头来，快乐就会使你变得可爱——人人都喜欢的那种可爱。

二、扫阳光

有兄弟二人，年龄不过四五岁，由于卧室的窗户整天都是密闭着，他们认为屋内太阴暗，看见外面灿烂的阳光，觉得十分羡慕。兄弟俩就商量说："我们可以一起把外面的阳光扫一点进来。"于是兄弟两人拿着扫帚和畚箕，到阳台上去扫阳光。等到他们把畚箕搬到房间里的时候，里面的阳光就没有了。这样一而再再而三地扫了许多次，屋内还是一点阳光都没有。正在厨房忙碌的妈妈看见他们奇怪的举动，问道："你们在做什么？"他们回答说：

"房间太暗了，我们要扫点阳光进来。"妈妈笑道："只要把窗户打开，阳光自然会进来，何必去扫呢？"

秘诀：把封闭的心门敞开，成功的阳光就能驱散失败的阴暗。

三、幸福的村子

村子里，一个老人正静静地坐在马路边放鸭子。

不一会儿，一个青年准备来到这个小村子里生活，他看到了老人，停了下来向老人问道："老人家，我想到这个村子里住，你能告诉我这里的人都如何吗？"老人抬头看了一眼陌生人，回答说："那么你能告诉我，你原来居住的那个村子里的人是什么样的吗？"

青年皱着眉头说："别提了，他们都是一些毫无礼貌、自私自利的人。住在那里简直无法忍受，根本无快乐可言，这正是我想搬离的原因。"

老人叹了口气，对青年说："先生，恐怕你又要失望了，这个村子里的人和他们完全一样。"青年听了，十分沮丧。

过了几天，又有一个青年来到这个村子里，向老人提出了同样的问题："住在这里的是哪一种人呢？"

老人也用同样的问题来反问他："你以前居住的村子里的人怎么样？"

青年笑着回答："住在那里的人非常友好，非常善良。我和家人在那里度过了一段美好的时光，但是我因为职业的原因不得不离开那里，希望能找到一个和以前一样好的村子。"

听了这话，老人也笑了。说："你很幸运，年轻人，居住在这里的人都是跟你们那里完全一样的人，你将会喜欢他们，他们也会喜欢你的。"

于是，青年一家在这里幸福地生活了下去。

启示一位哲人说："你的心态就是你真正的主人。你的心态决定谁是坐骑，谁是骑师。"如果眼睛是太阳，那么看到的也是太阳；如果眼睛是黑暗，那么看到的也是黑暗。看待人生和社会，一定要有辩证的思维和科学的态度，不能追求完美无缺，不能求全责备。

每个人身上都是带有能量的，健康、积极、乐观的人带有正能量，和这样的人交往能将正能量传递给你，令你感受到那种快乐向上的感觉，让你觉得活着是一件很值得、很舒服、很有趣的事情。和这样正能量的人交往，你会觉得自己那点不开心的事情不过是生命环节中的一个小插曲，没什么大不了的，未来还是光明的、有希望的，生活很有滋味。愿同学们多与充满正能量的人相处，同时也成为充满积极正能量的人。

第二单元
人 际 交 往

俗话说："独木难成林。"在我们成长的过程中，没有人能够独立于社会之外，交往是每一个人的必修课。人际关系的好坏直接影响着一个人的身心健康。良好的人际关系是人的心理正常发展、个性完整健全、生活幸福美满的前提和基础。老师的关爱、同学间的友谊是我们快乐成长的催化剂。

作为中职生，人际关系的质量对我们的社会技能、自我意识、学业成就和心理健康同样有重要影响。良好人际关系的建立和发展，需要由浅入深，逐步培养，真正的朋友需要甄别，更需要彼此间的真诚沟通和理解。当你遭遇"错位的友谊"，请你学会拒绝，该说"不"时就说"不"。

第五课　快 乐 共 处

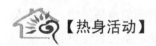

【热身活动】

"真诚体验场"

（1）两人一组，找一个舒服的姿势，面对面站着，说说自己喜欢吃的东西。
（2）两人背对背站着，说说自己喜欢玩的东西。
（3）一人站着，一人坐着，说说自己喜欢的电视节目（交换）。
（4）两人脚尖对脚尖站着，说说自己喜欢的人。
（5）互相分享一下每种谈话方式的感受。

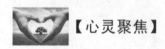

【心灵聚焦】

小蝶的日记

明天下午放学后，就可以回家了！

天哪！一想到"家"我就忍不住一阵激动，以前没住宿的时候从没像现在这样留恋家里的一切。记得开学第一天报到时，爸妈帮我把行李铺好后，我特希望他们早点离开，我终于不用听他们的唠叨了！我终于可以过自己自由自在的生活了！

可是这几天的住校生活和想象的差别太大了。12 个人一个宿舍，在拥挤的空间里你碰我，我碰你。只有床才是我自己的空间。即使这样，上铺的芳还是侵犯了我的领地。今天早上，她居然把包里所有的东西都倒在我的床上，什么化妆品啊，小镜子啊，电话本啊，零钱啊……想找饭卡竟然找到我的床上来了，那可是我今天早上比其他的同学早起了半小时才整理好的铺面啊，今天让值日生查到可就惨了，说不定因挨罚周末就不能回家了。想到这里，我火冒三丈，把床上的东西全推到地上，和芳大吵了一架，为这事芳已经一天没理我了。还有那个玲，怎么可以不经允许就用我的洗发水呢？真是烦死了，她们的素质怎么这么差呢！

爸妈一再嘱咐我要和同伴好好相处，我觉得班里的雨挺好的，可惜她是走读生，如果我和她成为朋友的话，晚自习时间和在宿舍里我就不是孤家寡人了。我还发现班上的晨挺好的，而且住在隔壁宿舍，可她的身边好像有了几个要好的朋友了，我这时想加入她们的圈子是不是太难了？唉，真是烦死了，没想到我的中职生活竟是这样的糟糕！

朝气蓬勃的我们都希望自己上中职后能尽快结识一些新的朋友，同时，也希望自己能够受到大家的欢迎。因此，培养良好的人际关系是中职生面临的重要课题，同学关系的好坏会直接影响到我们的日常学习和生活，以上同学面对陌生人群的不同的心理反应也是很正常的，相信每一位同学只要掌握人际交往的一些技巧，主动出击，就一定会拥有越来越多的朋友。

 【活动体验】

活动一　孤岛体验
13 位同学为一组，随便走动，然后按指导教师的指令进行活动。
指令 1：三人一组手牵手，迅速围成一个圈。
指令 2：四人一组手牵手，迅速围成一个圈。
指令 3：六人一组手牵手，迅速围成一个圈。
感悟与分享：
（1）当你融入小组的时候，你的感受是怎样的？

_____

（2）当你被排斥在小组之外的时候，内心感受是怎样的？

_____

（3）在这个活动中，你最大的感悟是什么？现实生活中你有过这样的体验吗？

_____

活动二　挑战孤独案例讨论
美国心理学家沙赫特·斯坦利曾经做过这样一个试验：以每小时 15 美元的酬金聘请人到一个房间里去住，这个小房间与外界完全隔绝，没有报纸，没有电话，不准写信，也不让其他人进入。最后有五人应聘参加实验。结果是：有一个人在房间里只待了两个小时就出来了，另外一个人待了八天，出来后说："如果让我在里面再多待一分钟，我就要发疯了。"

心理学家的实验也证实了这一点：没有一个人会在自我闭锁的孤独状态下快乐生活！

通过以上的案例，谈一下自己的感受。

活动三　我的朋友圈

良好的人际关系对一个人的健康发展有非常积极的影响。请将自己的姓名写在最里面的圈内，将自己认为目前的人生知己写在第二个圈内，将自己目前的好朋友写在第三个圈内，将自己目前的一般朋友写在第四个圈内，如图2-1所示。

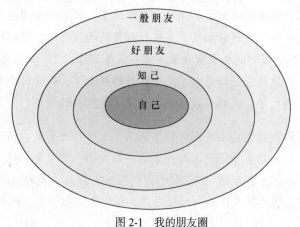

图 2-1　我的朋友圈

自我反思

（1）你对自己目前的朋友圈满意吗？

（2）你是怎样区分知己、好朋友、一般朋友的？

（3）你的这个朋友圈是否会固定不变？他们有可能互换位置吗？

（4）你的好朋友有哪些共同的特点？

（5）你是否想继续扩大你的朋友圈？

分组讨论

问题一：你愿意跟什么样的人（或者说具备什么特点的人）交往？

问题二：你最不愿意跟什么样的人（或者说具备什么特点的人）交往？

将各组的讨论结果写在黑板上，看各组结果有哪些异同。

"问题一"中的这些特点你具备哪些？

"问题二"中的特点你又具备多少？

那么，你要求你的同学"如何如何……"你自己是否做到了？

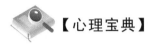

【心理宝典】

人际交往中不得不知的心理效应

我们生活的空间中，每天都需要与人进行交流，在交流的同时形成这样或那样的印象。我们形成的印象往往与真实情况有所差别，这是什么原因呢？其实是一些"效应"在作怪。积极地了解一些交往心理学知识，了解印象形成的一些"效应"，我们可以学会怎样留给他人一个好印象，同时也可以帮助我们克服这些效应的消极作用。

一、首因效应

首因效应一般指人们初次交往接触时各自对交往对象的直觉观察和归因判断，在这种交往情景下，对他人所形成的印象就称为第一印象或最初印象。

第一印象一旦形成，要改变它就不那么容易，即使后来的印象与最初的印象有差距，很多时候我们会自然地服从于最初的印象。在现实生活中，首因效应所形成的第一印象常常影响着我们对他人以后的评价和看法。因此，我们应该重视与人交往时留给他人的第一印象。为了塑造良好的第一印象，首先我们应该注意仪表，衣服要整洁，服饰搭配要和谐得体；其次应注意自己的言谈举止，锻炼和提高自己的交谈技巧，掌握适当的社交礼仪。

二、晕轮效应

美国心理学家戴恩·伯恩斯坦曾经做过一项实验，给参加实验的人一些人物相片，这些相片被分为有魅力、无魅力和一般魅力三种，让实验者评定几项与外表无关的特征，如婚姻、职业状况、社会和职业上的幸福等。结果几乎在所有特征上，有魅力的人都得到最高的评价，仅仅因为长得漂亮就被认为具有所有积极肯定的品质。这就是晕轮效应。

所谓晕轮效应是指我们在对别人做评价的时候，常喜欢从或好或坏的局部印象出发，扩散出全部好全部坏的整体印象，就像月晕（或光环）一样，从一个中心点逐渐向外扩散成为一个越来越大的圆圈，所以有时也称为月晕效应或光环效应。

多数情况下，晕轮效应常使人出现"以偏概全""爱屋及乌"的错误，产生一个人一好百好的感觉。

三、定势效应

所谓心理定势是指人们在认知活动中用"老眼光"——已有的知识经验来看待当前的

问题的一种心理反应倾向，也叫思维定势或心向。

在人际交往中，定势效应表现在人们用一种固定化了的人物形象去认知他人。例如在与老年人交往中，我们会认为他们思想僵化，墨守成规，跟不上时代；而他们则会认为我们年纪轻轻，缺乏经验，"嘴巴无毛，办事不牢"。与同学相处时，我们会认为诚实的人始终不会说谎；而一旦我们认为某个人老奸巨猾，即使他对你表示好感，你也会认为这是"黄鼠狼给鸡拜年，没安好心"。

心理定势效应常常会导致偏见和成见，阻碍我们正确地认知他人。所以我们要"士别三日，当刮目相看"，不要一味地用老眼光来接人待物。

四、投射效应

投射效应，即在人际认知过程中，人们常常假设他人与自己具有相同的属性、爱好或倾向等，常常认为别人理所当然地知道自己心中的想法。心理学家罗斯做过这样的实验来研究投射效应，在80名参加实验的大学生中征求意见，问他们是否愿意背着一块大牌子在校园里走动。结果48名大学生同意背牌子在校园内走动，并且认为大部分学生都会乐意背，而拒绝背牌的学生则普遍认为，只有少数学生愿意背。可见，这些学生将自己的态度投射到了其他学生身上。

"以小人之心度君子之腹"就是一种典型的投射效应。当别人的行为与我们不同时，我们习惯用自己的标准去衡量别人的行为，认为别人的行为违反常规；喜欢嫉妒的人常常将别人行为的动机归纳为嫉妒，如果别人对他稍不恭敬，他便觉得别人在嫉妒自己。

为了克服投射效应的消极作用，我们应该正确地认识自己和他人，做到严于律己，客观待人，尽量避免以自己的标准去判断他人。对方是否如我们所想象，只有尝试了才会知道。

 【心理自助】

一、你的交际能力小测验

1．你是否经常感到词不达意？

    A．是   B．有时是   C．从未

2．他人是否经常曲解你的意见？

    A．是   B．有时是   C．从未

3．当别人不明白你的言行时，你是否有强烈的挫折感？

    A．是   B．有时是   C．从未

4．当别人不明白你的言行时，你是否加以解释？

    A．是   B．有时是   C．从未

5．你是否尽量避免社交场合？

    A．时常有   B．有时是   C．从未

6. 在社交场合，你是否不愿与他人交谈？

    A. 是   B. 有时是   C. 从未

7. 在大部分时间里，你是否喜欢独处？

    A. 是   B. 有时是   C. 从未

8. 你是否曾因为不善言辞而失去改变生活环境的机会？

    A. 时常有   B. 偶尔有   C. 没有

9. 你是否喜欢不与人接触的工作？

    A. 是   B. 有时是   C. 不是

10. 你是否觉得很难让别人了解你？

    A. 是   B. 有时是   C. 不是

11. 你是否极力避免与人交往？

    A. 是   B. 有时是   C. 不是

12. 你是否觉得在众人面前讲话是很难的事情？

    A. 是   B. 有时是   C. 不是

13. 你是否觉得很难了解别人？

    A. 是   B. 有时是   C. 不是

14. 你是否很难表达一些抽象的意见？

    A. 是   B. 有时是   C. 不是

15. 在人群中，你是否尽量保持不出声？

    A. 是   B. 有时是   C. 不是

评定：每题 A 得 3 分，选 B 得 2 分，选 C 得 1 分，总分为各题得分之和。

38～45 分：赶快采取措施改善自己的交际能力，以便更好地与人交往。

22～38 分：你的交际能力很棒噢！你犹如一道阳光，照射着你的朋友和家人，他们为此感到幸福。

15～22 分：你在交际方面过分积极，极力使自己讨人喜欢。这本不过分，但应当再学会一些交际的艺术。

二、怎样与他人交往

中学阶段，我们渴望从父母或成年人那里获得独立，因而很少与父母交流内心的感情和想法，相反我们会转向同辈群体。健康的人际关系的首要特点是：交往的双方都能从人际关系中得到满足和乐趣。那么我们具体该怎样与同学和朋友相处呢？

（1）要学会主动出击。注意把握和控制自己，放下自己清高的架子，这样才能和别人融合到一起。心理学的研究表明，人与人之间的情感总处在"主动"上才能深化。所谓主动，就是你主动接近别人，别人才会愿意接近你；你自恃清高，孤芳自赏，别人也不愿意接近你，甚至会对你产生反感。

（2）理解是开启心灵的钥匙。不理解别人的人也很难被别人理解，理解是信任的前提，信任是理解的延伸。越理解才越信任，友谊也才能长存。善于理解对方，也是人际交往的一个秘诀。

（3）要容许差异存在。万事统一是不可能的，如果要求百分之百的一致，是永远不可能有和谐的人际关系的。因为每个人都是一个不同的个体，你喜欢按自己的想法做事，却不能苛求他人和你的想法一样。人与人本身就是不一样的，因此要尊重这种差异。

（4）要学会宽容。人在宽容别人身上缺点的同时，应看到他身上的优点。这样才能赢得别人的尊重，同时也要清楚地认识自己身上的缺点和不足。中职生所面临的人际交往问题，有许多都是由于不善于宽容所造成的。当同学或朋友有意无意地做了令自己伤心的事情，也许你会选择仇恨、以牙还牙甚至伺机报复，但那除了短暂的痛快之外，一切都是得不偿失。如果采取宽容的态度，表现出豁达的胸襟，你得到的不仅是他人的友谊和肯定，更重要的是能够净化自己的内心，使自己保持一种愉悦平和的心态。

（5）宽容应讲原则。宽容不是纵容，不是毫无原则地姑息迁就，有时双方矛盾的确会涉及一些原则性问题，在忍让以后的平静中，双方应促膝谈心，沟通思想，切不可因容忍、宽容而失去做事交友的原则。

三、请你尝试这样做

（1）主动开放自己——伸出你的友谊之手。

（2）不挖苦别人——多以言语和行为表示对别人的欣赏。

（3）勇于认错——不肯说"对不起"是懦弱的表现。

（4）留意自己的言行举止——粗鲁会伤害别人。

（5）严守秘密——对得起别人对你的信任。

（6）尊重别人——一个人感到不被尊重，会被深深的激怒。

（7）坦诚——没有人愿意和伪君子、骗子交朋友。

（8）不开过分的玩笑——一旦玩笑过头，马上当众道歉。

（9）不要以自我为中心——坚持你的意见，同时接纳他人，"也许他是对的"，设身处地地为他人想一想。

（10）关心朋友——把健康的信息告诉朋友，关心他的感觉，如果朋友尝试危险行为，告诉他（她）后果。

第六课　真正的朋友

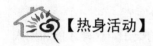【热身活动】

"挑战魔法"

（1）盒子里有糖果数块。

（2）先请一名志愿者到讲台前接受挑战：手臂前平举。

（3）老师的指令：你的手臂被魔法师施了法术，全都变成直的，手臂不能弯曲，但可以上下移动，手腕以下可动。在我们的面前摆着一些诱人的糖果，依靠自己的力量怎样才能将糖果送到自己嘴里？

【心灵聚焦】

如此朋友

王虎是今年刚刚升入职专的新生，他虽然个头不大，其貌不扬，但在男同学中颇有点号召力。王虎特别信奉一句老话："在家靠父母，出门靠朋友。"一入校他就特别注重交友，显示出了一股待友的热情，对朋友总是出手大方，入网吧、进歌厅、吃吃喝喝，来者不拒。

班主任老师多次找他谈话，希望他能够注意自己的行为，但他毫不在乎、一如既往。但由于家庭经济条件有限，时间一久，他感到越来越无力支付开销。而他又不愿失去众多的"朋友"，为了保证自己的交友经费，王虎绞尽脑汁，煞费苦心。

一天，他最要好的朋友张扬、李飞又约他去网吧，没有经费自然玩的不开心，于是他们三人"密谋"一番，决定要搞点外快。他们搭车来到了附近某中学，用武力向过路的学生讨要保护费，不久事情暴露，三人都因敲诈勒索被送进了派出所。

我国古代伟大的思想家、教育家孔子对于择友很有见地，提出了择友的原则："益者三友，损者三友。友直，友谅，友多闻，益矣；友偏辟，友善柔，友便佞，损矣。"就是说，能够交到正直、诚心、博学有见识的朋友，一定会受益匪浅；若以虚伪、阿谀逢迎、不学无术的人为友，则有害无益。

【活动体验】

活动一 实话实说

（1）回忆一下你的好朋友，他们带给你怎样的影响？

_____

（2）真正的朋友应该是什么样子的？

_____

（3）你的择友原则是什么？

_____

（4）你会如何去结交朋友，并维护与好友之间的关系呢？

_____

活动二 "友情十字路口"

（1）我的第一个十字路口

转学到一所新学校，我认识了班里的同学李亮，但有人告诉我，李亮在学校很有"名"，叫我不要和他接近。我却觉得李亮很热情。一次在放学路上，几个社会青年要抢我的钱。李亮遇见，"拔刀"相助，结果身上多处挂彩，我感动极了。但同学的提醒在我耳边响起。

我该不该和李亮做朋友呢？

温馨提示：我们应该和更多的人交往。每个人都有自己的优点和缺点，交往时要注意自己能否分清是非，把握好原则。是否交往，关键看自己能否不受李亮不良方面的影响。

（2）第二个十字路口

上次被那几个青年欺负，李亮一直耿耿于怀。一天李亮对我说："我已经知道那几个人在哪里，放学后我和几个兄弟去找他们报仇，你去不去？"我犹豫不决。李亮见我这样，说："你不去就算了，但别告诉老师，否则以后就不是朋友。"

我很苦恼，该不该把这件事告诉老师呢？

温馨提示：不去报仇是对的。应该将这件事告诉老师。朋友之间也要讲究原则，只讲义气，一害自己，二害朋友，三害集体。

（3）第三个十字路口

我还是将李亮准备和别人打架的事告诉了老师。老师批评了李亮。李亮自此不再理我。其实李亮的本质也并不坏，对朋友热情，乐于帮助他人。只是他爱打架，喜欢用拳头解决问题。

我以后还应该和李亮做朋友吗？

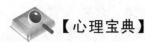 【心理宝典】

一、什么是真正的朋友

"我不愿做太阳，也不愿做月亮。因为做太阳寂寞，做月亮孤独。我要做星星，因为星星有无数的朋友。"这是一首短短的小诗，但含义深刻。舍太阳和月亮而取星星，相信你也会这样做，因为人生不能没有朋友。

那么，如何理解朋友的涵义呢？不同的人有不同的看法。古人曾说："同门曰朋，同志曰友。"明朝苏浚在《鸡鸣偶记》中阐释道："道义相砥，过失相规，畏友也；缓急可共，死生可托，密友也；甘言如饴，游戏征逐，昵友也；利则相攘，患则相倾，贼友也。"苏浚对朋友的分类很有启迪，让我们明白了什么是真正的朋友，什么是一般的朋友。伊索寓言"朋友与熊"的故事则让我们对朋友的定义有了更深的理解。两个非常要好的朋友一道上路。途中，突然遇到一头大熊，其中一个立即闪电般地抢先爬上了树，躲了起来，而另一个眼见逃生无望，便灵机一动，马上躺倒在地上，屏住呼吸假装死了，据说熊从来不吃死人。熊走到他跟前，用鼻子在他脸上嗅了嗅，转身就走了。危险过去，躲在树上的人下来，问他熊在他耳边说了些什么。那人委婉地回答："熊告诉我，今后千万别和那些不能患难与共的朋友同行。"

真正的朋友是那些志同道合、赤诚相见、患难与共的人。

二、择友的重要性

从人的心理发展来看，到了高中阶段，无论男生还是女生，都非常重视与人交往，交友范围扩大了，建立的友谊往往也是深厚和牢固的。这一时期的成长，除了老师和家长的教诲外，对其思想观念、行为方式影响甚大的莫过于朋友。我们经常看到那些成为朋友的同学形影不离。他们朝夕相处，耳濡目染，潜移默化，影响深刻，但由于在思想和人格上尚不成熟，比较容易出现友谊至上的行为，很容易走上错路，例如只讲义气，有的甚至为维护友谊而丧失原则。因此，择友尚需慎重。

在我国，人们历来重视对所处环境的选择，主张"居必择乡，游必就士"。如我们所熟悉的"孟母三迁"的典故，讲的就是孟母为了给儿子选择好的学习和生长的环境，三迁住所，由"近墓"迁至"市旁"，继而搬到"学宫之旁"。这看似是对环境的选择，其根本是对人的选择。战国初期思想家墨子曾将择友喻为染丝："染于苍则苍，染于黄则黄……故染不可不慎也。"这与"近朱者赤，近墨者黑"含有同样的道理，即慎重择友。

当然，在生活中我们还要看到，近朱未必赤，近墨也未必黑，事情的结果往往因人而异，外因是通过内因而起作用的。

三、学会择友

清末名人曾国藩说："一生之成败，皆关乎朋友之贤否，不可不慎也。"朋友有各种各样，选择朋友，要慎重判断和识别。生活中当然是选择那些大家公认的有知识、有道德、有能力人，他可能就是你的师长，或者是你的同学等。当你对一个人还没有把握时，最好不要贸然深交，否则悔之不及。

1. 选择朋友的标准

一要选择品德高尚的人。那些品德高尚、心底仁厚的朋友，能与你在道义上、学业上互相砥砺，互相提携，不会因意见不一而分裂，不会因才华而嫉妒，不会因贫穷而嫌弃，不会因落后而厌恶。古人注意"结交胜己者"，也就是结交那些才德超过自己的人，以便在交往中受到良好的影响，取长补短。

当然，择友不能过分追求完美，"金无足赤，人无完人"，一个人思想品德好，有上进心，个性即使有差异，同样可以成为朋友。

二要选择志同道合的人，即选择有共同的目标，可托生死的人做朋友。人在志趣、追求、爱好等方面相近，容易成为志同道合的朋友。如春秋战国时期的俞伯牙与钟子期，唐朝诗人李白与杜甫，马克思与恩格斯等，都是志同道合的朋友，是友谊的典范。

三要选择坦诚真挚的人。朋友应该是"诤友"和"直友"，相互间要坦诚、直言，当你有了缺点和过失时，能及时给予批评和指正。唐代大文学家韩愈才华横溢，但不能耐心听取别人的意见且喜欢赌博。他的好友诗人张籍并不因为韩愈才名远播而对其迁就。他一再给韩愈写信，直言不讳地规劝忠告，终于使韩愈认识到自己的错误，幡然悔悟，把张籍引为生平第一至交。可谓"良药苦口利于病，忠言逆耳利于行"，只有真正的朋友才能这样直言相劝。

四要选择能患难与共的人。真正的朋友，能超越贫富、身份的差别，超越时间和空间的限制，相互勉励，相互支持。有的人是有福可以同享，有难却不能同当。也有人当朋友失意、落难时，不是近之帮之，而是躲之远之。中国有句古语"路遥知马力，日久见人心"，朋友要经得住时间和困难的考验。患难与共才是真正的朋友，酒肉之交和哥们义气难脱庸俗，也不可能建立可靠的友谊。

2. 交友的原则

高中阶段是人际关系走向社会化的重要转折时期。结交朋友要有原则，注意掌握好交友的"度"。

（1）交友要讲"向度"。向度即方向，也就是交往的性质，交什么样的人，以什么人为友。古人云"交友不可不慎，要择善而从"，避免与不三不四的人来往。

（2）交友要讲"广度"。即广交朋友，有利于接触社会，体验人生，拓展视野，增长见识。当然，广交不是什么朋友都交，应以"向度"为前提。

（3）交友要讲"信度"。孔子讲"与朋友交，要言而有信"，态度要端正，对朋友要真诚，信者不疑。

（4）交友要讲"深度"。既要广交朋友，又要重视交友的质量。朋友在精不在多。

（5）交友要讲"适度"。即交友要适可而止，不能过分地依赖朋友，朋友的意志不能代替自己的意志，要有自己的主见和人格，反对不讲原则的哥们义气。

（6）交友要讲"大度"。人非圣贤，孰能无过，要能够容纳朋友的缺点和不足，原谅别人的过失，只要不是原则问题，求大同，存小异，以此来化解朋友间的矛盾，不斤斤计较。

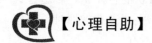【心理自助】

近朱者赤，近墨者黑

北宋著名的文学家、史学家和政治家欧阳修，在颍州（今安徽省阜阳市）府当长官的时候，有位名叫吕公著的年轻人在他手下当行政助理。有一次，欧阳修的朋友范仲淹路过颍州，顺便拜访欧阳修。欧阳修热情招待，并请吕公著作陪叙话。谈话间，范仲淹对吕公著说："近朱者赤，近墨者黑。你在欧阳修身边做事，真是太好了，应当多向他请教作文写诗的技巧。"果然，在欧阳修言传身教下，吕公著的写作能力提高得很快。

后来，"近朱者赤，近墨者黑"这句话，被人们用来比喻接近好人可以使人变好，接近坏人可以使人变坏。

写在沙子上和刻在石头上的

传说，在阿拉伯，有两个朋友在沙漠中旅行，某天他们吵架了，一个还给了另外一个一记耳光。被打的觉得受辱，一言不语，在沙子上写下："今天我的好朋友打了我一巴掌。"然后他们继续往前走。就这样一直走到了沃野，他们决定停下休息，被打巴掌的那位口渴了，就去河边喝水，结果不小心滑进了水里差点淹死，幸好朋友及时赶到，把他救起来了。被救起后，他拿了一把小剑在石头上刻了："今天我的好朋友救了我一命。"一旁的朋友好奇地问：为什么我打了你以后，你要写在沙子上，而现在要刻在石头上呢？另一个笑笑回答说："当被一个朋友伤害时，要写在易忘的地方，风会负责抹去它；相反的如果被帮助，我们要把它刻在心里的深处，那里任何风都不能抹灭它。"

朋友的相互伤害往往是无心的，帮助却是真心的，忘记那些无心的伤害，铭记那些对你真心的帮助，你会发现这世上你拥有很多真心的朋友……

第七课　双赢沟通

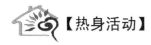

【热身活动】

"你说我猜"

同学之间相对而坐，互相注视对方的眼睛，甲同学说一句表达当前心情的话，乙同学猜测："你的意思是……"，如果猜中，甲同学点头回应"是"，如果没猜中，摇头回应"否"，继续猜下去，甲同学回答三个"是"，则停止发问，相互交换继续进行……

【心灵聚焦】

下午课外活动时间，吴欣风风火火地跑进心灵家园，气鼓鼓地对心理老师说："王老师，您说江珊多可恨，我和她终于吵起来了，我真想找人教训教训她！""为什么？"王老师温和地问。"她非说张学友是最好的歌星，张学友鼻子那么大，丑死了！我就和她吵起来了。"她接着说，"江珊太不够朋友了，本来在班里我和她是最好的朋友，可她有什么心里话从来不告诉我！"王老师问："那你的心里话都告诉江珊了吗？"老师的问话使吴欣愣了一下，然后不好意思地说："其实，我也没把什么话都告诉她"。

单向的交流方式不能获得满意的结果，因此，真正的有效沟通必然是双向的交流，只有做到双向沟通，才能做到双赢沟通。

【活动体验】

活动一　撕纸游戏

在人际交往中，我们需要准确地明白彼此的意思，这样我们的交往才会更加顺利。而沟通恰恰可以让我们彼此明白，它是人际交往中非常重要的环节。

第一步：每人准备两张正方形的纸。闭上眼睛，按老师的指令做。撕纸的过程中只按老师的指令做，不允许讨论，不允许提问，个人独立完成。

（1）将第一张纸对折、对折、再对折，在右上角撕去一个角。

（2）再将纸对折，用手在右上角撕去一个角。

（3）展开撕剩的纸，看一看自己撕出的图案，再看一下和周围同学的图案有何不同？

第二步：撕纸的过程中按老师的指令做，可以提问，可以讨论，也可以边看老师的演示边做。

（1）将第二张纸对折、对折、再对折，在右上角撕去一个角。

（2）再将纸对折，用手在右上角撕去一个角。

（3）展开撕剩的纸，看一看自己撕出的图案，再看一下和周围同学的图案有何不同？

第三步：互动交流。

两次折纸最大的区别是什么？你从中得到怎样的启示？

活动二 架桥行动

在人际交往中学会细心倾听，了解自己和别人的感受，做到真诚、互助、信任、理解、谦和，是进行有效交流的金钥匙。

活动要求：以6~8人为一单位分组。一个学生坐在中间，身上放置写有"交往受阻"的字样，讲述自己在交往中困惑的事例，其他同学围成一圈轮流给中间学生一个回应，献出策略和方法，当"回应"字样纸传到某一学生时，就轮到他进行回应，每个学生都应轮流坐入中间。

谈交往受阻的事例时，必须具体、真实，同学的回应必须是在理解和产生同感基础上给出的回应，可规定回应的开头句子，如"假如我是你的话，我也会……"。

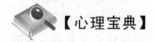

【心理宝典】

人际交往的三个心理规律

人际交往是建立在人际关系之上的。人际关系的心理基础之一便是心理位距。所谓"心理位距"简单讲就是个体与个体之间的心理距离。在人际交往的过程中如果能正确评估人际心理位距将有助于建立良好的人际关系。

有心理学专家把人与人之间的心理距离由亲近到疏远分成9个等级，即从+4级，经0级到-4级（见图2-2）。

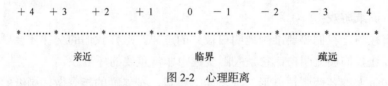

图 2-2 心理距离

+4级：能主动提供帮助、不求任何回报、愿意为对方作出牺牲、愿意告诉对方任何内心秘密、对对方有极强的信任感的状态。

+3级：表示能主动提供帮助、一般不求回报，有比较强的信赖感、能告诉对方自己内心的秘密（但只局限于不违背社会道德、价值等准则的秘密）的状态。

+2级：表示能主动提供帮助，但是有一定的回报期望状态。

+1级：表示对对方有好感、有主动进一步交往、继续意向的状态。

0级：表示人际交往的临界状态，即交往愿望真空状态。例如，在车站等车的时候，一个人盼望车子快来而无与人交往的愿望，这时的心理位距便是 0 级。

　　—1 级：对对方心存不满，但尚能相容状态。

　　—2 级：存在有较强的排他性，并且有了一定的攻击倾向的状态。

　　—3 级：有很强的排他性、冲突具体化和表面化、有报复倾向但不采取极端手段的状态。

　　—4 级：有极强的排他性、报复时会采取极端手段的状态。

　　了解心理位距的各种情况，在人际交往过程中就能加以运用了。其中有三个心理规律是值得注意和掌握的。

　　1. 双向距离的可能不等值律

　　它指的是交往的双方心理位距的认识可能不一致。这在人际交往过程中经常可以发现，最典型的例子是所谓礼尚往来，你替我办一件事，我携礼登门拜谢。逢年过节亲戚间走动，也往往相互送些礼品，你来我往很自然，因为这时大家都认识到双方间的交际距离都处于 +2 级。但如果其中有人把心理位距提高到 +3 级，别人为他办成了一件事，他觉得好友之间不必言谢，今后对方有所求，他同样也会相助的。可是对方那人偏偏把他看成是 +2 级的朋友，没能得到回报自然会心生不满，认为对方不懂人情，于是疏于往来了。这就是人际交往中的一种误会和损失。

　　2. 认知距离和实际距离的可能不等值律

　　它是指交往中的一方对另一方的心理位距的认识可能发生偏差。生活中常见的自作多情便是一例。男方对某女产生好感进而心生恋情，往往会单方面迅速缩短心理位距，并假想对方也一样，但事实往往不是这样。男青年的认知距离达到 +3 级乃至 +4 级，而他们之间的实际距离仅仅是 +2 级甚至只有 +1 级。于是，男青年对女青年的感情便成为"自作多情"，甚至发展为单相思病。这种错误的认知，在人际交往中应注意加以避免，以免不必要的痛苦和伤害。

　　上述两条规律是通过两个不同的角度说明同一个问题：良好的人际交往要求双方中的任何一方对他们的心理位距有一个清醒准确的认识。

　　3. 即时距离与基础距离的可能不等值律

　　它通常可以运用于交往活动的偶发事件中。例如，平时有 +3 级交情的两个好朋友，因一时误会闹了矛盾，这时 +3 级基础距离，便可能在短时间内暂时下降到 +2 级。但隔了一段时间，一人气消了，回升到原有的心理水平，兴冲冲去找他朋友言归于好，不料对方未恢复得没那么快，仍处于 +2 级，态度自然冷淡，使他碰了个软钉子。所以，交往中要注意把握即时距离，看准时机，才能促进双方关系的发展。也就是说，人际关系中的心理位距，既有相对稳定的基础距离，也有不断变化的即时距离，我们必须善于审时度势，随机应变，才能成为人际交往中的成功者。

　　在人际交往的过程中，你有没有与人发生过误会？请反省一下，究竟是怎么回事？可不可以试试用上面的心理学理论来解释？

　　在人际交往中还有一个常见的问题是朋友之间会因为误会而发生矛盾，有些人因为伤心而使原来的友谊中断。但事实上，其中有许多人是因不懂人际交往中的心理特点和规律而造成的。一般而言，人际误解发生的原因有以下几点。

（1）适度不对。就像父母因为溺爱而惯坏孩子一样，好心未必总会有好结果。任何事都不能过度。对朋友好过头，朋友也许会被宠坏，也许会感到受束缚，也许觉得承担不起。所以适当的量很重要，即使是爱和关怀。一头冷一头热，双方对双方关系程度的认知若距离巨大，自然容易造成误会和麻烦。

（2）方法不对。俗话说"一把钥匙开一把锁"，对不同身份地位、文化修养、性格脾气的人应有不同的人际交往方法。否则往往会弄巧成拙，事倍功半，甚至"好心得不到好报"。所以，学习好的人际交往技巧是很有必要的，这样可以避免"拿错钥匙别断在锁眼里"这类情况发生。

（3）观念不对。比如在考场上，同桌好友要你将答案告诉他，而你为了他不犯错而未答应他。从你看你是好意，而对他则有可能认为你不够义气。不同的价值观和为人处世态度会使人发生碰撞，造成矛盾。

因此，当与人发生矛盾，产生误解时，通过自我反省或与对方诚恳交流，搞清究竟是什么原因使"好心做错事"的情况发生，然后才能有的放矢地予以解决或改善，或改变方式，或纠正方法，或在观念上加以沟通。

如果最终双方能重归于好，当然是件皆大欢喜的好事。但是，如果你竭尽全力仍无法改变局面，那也不必太难过。也许你们本来就个性冲突，难以融洽。交往毕竟是件取决于两个人的事，若其中一个人走得太累，又有什么意思呢？

 【心理自助】

人际交往中的黄金法则和白金法则

人际交往是需要遵从一些规则的，心理学提到人际关系的黄金规则是"以你希望别人待你的方式去待别人"，具体包括以下原则。

（1）相互性原则：人际关系的基础是彼此的相互重视和支持。任何个体都不会无缘无故地接纳他人。喜欢是有前提的，相互性就是前提，人们喜欢那些也喜欢他们的人。人际关系中，情感是最重要的，人际间的情感倾向有两类：一类是使彼此接近和相互吸引的情感；一类是使人们互相排斥和疏离的情感。只有相互间以诚相待，心灵相通，才是发展良好人际关系的基础。师生、同学、朋友间都是这样。

（2）交换性原则：人际交往是一种社会交换过程，交换的原则是个体期待人际交往对自己是有价值的，即在交往过程中的得大与失，至少等于失。人际交往是双方根据自己的价值观进行选择的结果。

（3）自我价值保护原则：自我价值保护是一种自我支持倾向心理活动，其目的是防止自我价值受到否定和贬低。由于自我价值是通过他人评价而确立的，个体对他人的评价极其敏感。对肯定自我价值的人，个体对其以认同和接纳，并反投以肯定和支持；而对否定自我价值的他人则予以疏离。

（4）平等原则：交往双方的社会角色和地位、影响力、对信息的掌握程度等方面往往是不对等的，这会影响双方形成实质性的情感联系。但如果平等待人，让对方感到安全、放松和尊严，我们也能和那些与自己在社会地位等方面相差较大的人建立良好的人际关系。

不过现实中，许多人做不到这一点，而是认为我如何对待别人，别人也应该同样对待我，被称为"反黄金规则"。其实深层次的道理是一个人做什么可能会带来他所希望的结果，但不是绝对的，做什么事情或怎样做，是自己可以决定的，但别人会做出什么样的事情或反应，那是自己所控制不了的。

白金法则是美国托尼·亚历山大拉博士与迈克尔·奥康纳博士的研究成果。其精髓就在于"别人希望你怎样对待他们，你就怎么对待他们。"这是一个符合市场经济规律更有价值的法则，从以我为中心，转变为从研究别人的需要出发，然后调整自己的行为，运用我们的智慧和才能，使别人过得轻松、舒畅。

黄金法则和白金法则给我们的启示如下。

在社交中处理人际关系时，要尊重人，待人真诚、公正。每个人都有自尊心，期望受到他人和社会的肯定。然而许多人都存在这样的一种想法：值得我尊重的人我才尊重，不值得尊重的人我没有必要尊重他。其实，尊重与佩服某个人完全是两码事，你可以不佩服一个人，但你应该尊重一个人，尊重不存在值不值的问题，我们应当尊重每一个人的人格，就像我们自己希望受到别人的尊重一样。

"双赢"的沟通

理解是沟通的基础，表达是沟通的纽带，在日常生活中与周围人交往难免会产生摩擦、冲突，结果却是两败俱伤，一方严重受挫，另一方看似占了上风，却也筋疲力尽。我们能否用一种双赢的沟通方法，来进行我们的人际交往呢？美籍华人刘墉、刘轩合著的《创造双赢的沟通》一书中提出，在人际沟通中最重要的是找到共同点、折中点，使敌人成为朋友，对手成为伙伴，真正达到没有输家的——双赢的沟通。要创造双赢的沟通，他们提出可遵循如下几个基本原则。

（1）认清目标与底线。如同我们常吵完架，却忘了当初为何而吵。因此在沟通时了解、认清自己的目标和对方的目标以及各自的底线有助于创造双赢。

（2）帮对方脱下铠甲。有一次，林肯跟朋友聊天，林肯的老婆突然怒气冲冲地进来，当着朋友的面，把林肯臭骂一顿，而林肯居然任她骂，没回一句嘴。然后，当老婆骂够了，走开之后，林肯对朋友笑笑说："如果你知道我这样任她骂，对她有多大纾解的效果，你就会肯定我给她的这个机会。"以上例子初看总觉得林肯很丢面子，当我们静下心来，思考一下会觉得林肯具有大将风度，他不仅给足了老婆的面子，同时又让她有一个很好的宣泄。

（3）请坐上座，请喝好茶。人都要面子，也都要情，若你先把对方的面子做足了，再狠的人，也会为你留点面子。

（4）面子给你，里子给我。无论多么不讲理的人，总有他值得被肯定的地方，你愈肯定他，他越觉得你是一个可结交的人，也越会对你有好感。

（5）用身体说出真心话。身体语言，虽然没有声音却能引起另一种共鸣，产生另一种触动。

（6）先退一步，再往前跳。两边争吵，只要有一边知道先让步，无论让的是真是假，事情就会变得顺利许多。

（7）原来都是一家人。沟通最好的第一步，就是找到交集，找到共同兴趣、共同利益的所在。

第八课　师爱伴我行

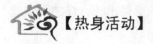

【热身活动】

欣赏歌曲《长大后，我就成了你》

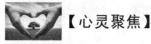

【心灵聚焦】

田源同学的自述

我自知自己是一个纪律观念比较差的人，自控能力较差，因此经常受到老师的批评。可是，昨天发生在班主任课堂上的一幕，至今使我难以接受。昨天在班主任的制图实作课上，我学得很认真，因为我很喜欢变幻莫测的线条。讲完例题后老师给我们布置了练习题就回办公室了。老师走后，大部分同学都在认真做题，我后边的几个人不知为什么争执了起来，声音越来越大，这时老师突然推门而入，班内立即恢复了平静。听到有人说话，班主任气得脸色都变了，厉声问谁在说话？可班内包括班干部在内集体"失声"，只是一少部分人把目光投向我们这边。老师走到我身边，不问青红皂白，命令我站起来，当着全体同学的面大声训斥我，我努力辩解，他不但不相信我，还说我顶撞老师……

我很郁闷，为什么老师偏偏跟我过意不去？他为什么对我这么不公平？

我的老师

——海伦·凯勒

我一生中最重要的一天，就是安妮·莎利文老师来到我身边的那一天——1987年3月3日……

我是通过生活本身开始我的学习生涯的。起初，我只是个有可能学习的毛胚，是我的老师开阔了我的眼界，使我这块毛胚有可能发展进步。她一来到我的身边，就给我带来爱，带来欢乐，给我的生活增添绚丽的色彩。她把一切事物的美展现在我的面前。她总是设法使我生活得充实、美满和有价值。

作为学生，我们几乎每天都要面对老师。有的同学爱老师、崇拜老师，有的同学烦老师，有的同学还会恨老师。一提起师生之间的恩恩怨怨，那可真是欲说还休，欲罢不能……

【活动体验】

活动一　回忆我的老师

找一个舒适的位置坐好，放松自己，静静地回忆一下从小学开始自己接触过的老师。

（1）给我影响最深的老师是：

_____

（2）他给了我哪些方面的些影响？

_____

（3）与老师交往过程中发生的最让我刻骨铭心的事件是：

_____

（4）自己现在对这件事的态度和观念：

_____

（5）听一听同学们和老师对这件事的看法：

_____

（6）如果现在让你来重新面对这件事，你会怎样做？

_____

活动二　自我剖析

反思一下自己与老师交往过程中出现的不适当的地方，并与老师、同学交流。打算怎样改进？

_____

_____

活动三　角色扮演

1. 分别写出以下几种角色对老师的要求

（1）学校领导：_____

（2）老师的同事：_____

（3）老师所教的学生：_____

（4）老师的父母：_____

（5）老师的妻子（丈夫）：_____

（6）老师的儿子（女儿）：_____

2. 角色扮演

请小组内的一位同学扮演教师，坐在中间，其他小组成员分别扮演以上各种角色。

第一次，扮演其他角色的同学分别依次轮流走到教师面前，大声读出对老师的要求。

第二次，与老师有关的其他角色一起走到老师面前，同时大声读出对教师的期望和要求。

3. 请扮演老师的同学谈谈感受

活动四　如何回应老师的"刁难"

怎样看待老师的种种"限制"和"刁难"？当你遇到下列情况时，你会如何处理？

（1）当老师不明真相地错怪你时：

_____

（2）当老师当众粗暴地批评你时：

_____

（3）当老师严格要求你时：

（4）当你不赞同老师的某些观点和处理问题的方式时：

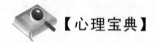

【心理宝典】

亦师亦友

在现代教育日益普及的今天，几乎人人都有机会体验师生之情。师生之情是我们情感世界的一个重要组成部分。良好的师生之情可以为我们德、智、体、美、劳全面发展提供丰厚的精神滋养。人们常称老师是"第二父母"，其实师生之情的内涵要比亲子之情更加深刻，因为师爱比父爱更严格，比母爱更无私。恐怕我们没有人不想享受那种和风拂面的师生之情，那就请你在以下几个方面努力吧！

一、理解老师的爱心

老师爱心的基点在哪里？一位心理学家对16所学校的215名中小学教师进行测查，结果发现，100%的老师都把"看到学生巨大进步"和"目睹学生成才"两项当作自己最看重的事情，而把自身利益的谋求放在了较为次要的位置。可见，老师最关心的是学生的远大前程，是祖国和民族的未来。这种爱深远博大，纯正无私。

教师对学生的爱与对学生的严格要求是相统一的。严出于爱，爱寓于严。教师对学生严格要求，才是真正的爱，只有严师才能出高徒。有少数学生把老师出于关心、爱护的严格要求视为"束缚手脚的绳索"，把敢于和老师顶撞、争吵看做是勇敢、有"男子汉气魄"，有时还故意搞恶作剧使老师下不来台。这样的同学很难在学习上取得进步，也决不会由于此种敢出风头的行为而博得同学们的好感和拥戴。当然，老师也是凡人，他们身上或多或少都会存在些缺点或不足，就像园丁为树苗和花草浇水、施肥、剪枝、除草时也会有误折枝叶、水肥施用不均的差错一样。这就需要同学们的理解、体谅和正确处理。如果同学们能够以诚恳、友好的态度恰当地向老师提出，大多数教师都会乐于接受的，这就是"教学相长"。老师也是需要成长的，每一个成熟的老师都需要经历一个曲折的成长过程。

二、冷静对待老师的偏心

在调查中发现，同学们最不喜欢的是那些偏心、不公正的老师。老师作为一个普通人，也有自己的喜怒好恶，也会产生情感上的某些倾斜，老师对学生有亲有疏是一种正常现象。研究发现，绝大多数老师对于品学兼优、聪慧好学、谦虚上进、尊敬师长、礼貌大方的学生是喜欢的；而对那些品学皆差、不思进取、目中无人、骄傲自满、不懂礼貌的学生是不喜欢的。老师对自己喜欢的学生会有意无意地表现出"偏向"。老师的这种"偏向"是具有一定的奖惩作用的。

其实，当我们用不满的态度审视老师对学生的不同态度时，还应反省自己的行为。当发现老师偏心、好像不喜欢自己的时候，首先应从自己身上寻找原因。其次，要避免从心理上产生错觉。有时老师批评了你，表扬了其他同学，或对其他同学委以重任，对你不予安排，这并不能说明老师不喜欢你。即使由于种种原因，你发现老师确实偏心，不喜欢你，你也不必太在意，把注意力集中在自己应该做的事情上，搞好学业，注重自身修养，不能舍本逐末地刻意追求老师的表扬，故意讨老师的欢心。只要走好自己的路，做出成绩，包括老师在内的所有的人都会对你刮目相看。

三、正确对待老师的错怪

人非圣贤，孰能无过。老师也有错怪学生的时候。当你受到老师错怪的时候，内心的委屈是可以想象的。有的同学不够冷静，克制不住情绪、当场顶撞、抗拒，形成以错对错的局面，这显然是不可取的。

老师错怪学生，责任当然在老师。但是，错怪既然已经发生，应采取积极的态度去应对，而不是消极对抗。可以尝试以下几种方法。

（1）提醒自己要冷静。不要火冒三丈地立即反驳，使老师难堪，使师生关系进一步恶化。其实老师发现自己错怪了学生会感到内疚的，何必硬要跟老师过不去，非要争个高低上下呢？

（2）自己去解释。根据环境和条件，便于当时解释的，要以尊重老师的口气，心平气和地去辩解；不便于当时说的，可以事后单独找老师讲明白。

（3）让同学或班干部代自己去解释。由于他们不是当事人，解释起来会更客观，更有说服力。

（4）有些误会不必解释。让实际行动去证明自己根本不是老师想象的那种人，不会做出那种事。行动是无声的宣传家、鼓动家，在行动面前，再精彩的语言也会显得苍白无力。

四、掌握同老师交谈的技巧

每个老师都希望学生喜欢自己，所以你主动找老师谈谈是会受到欢迎的。老师会感激你的关心、体贴、尊敬和喜爱。但是，一个老师要同时教许多学生，不可能透彻地了解每一个学生，所以面对老师，悦纳和主动沟通最为重要。

（1）要运用美的语言。美的语言就是文明、礼貌、谦和、亲切的语言。美的语言能消除对立情绪，促进良好人际关系的建立。如果我们在和老师交谈时，都能使用美的语言，那一定会产生奇妙的效果。

（2）注意交谈情景。进行谈话时，要选择适当的时间。如果老师正忙于工作或正在休息，一般不应打扰。和老师谈一些小问题，可以采取"插空"的办法，如利用课间休息时间交谈；重要而费时的问题，则应寻找老师较集中的空闲时间，这就应和老师事先约定。此外，对谈话的地点也要有所选择。有些问题宜在办公室谈，有些问题则在校园、公园里或郊游时聊聊效果更佳。谈话时也要注意老师的心境，当老师心情不好时，可以把问题往后放放。

（3）注意语言得体。这是指交谈时，应注意自己和对方的不同身份。例如，如果老师有件事做得不对，我们指出来，当然是正确的。但如果不分场合，置老师于尴尬境地，那就不合适。在不伤面子的情况下，采取委婉的方式向老师提出，这就显得得体，易被接受。

语言的得体性往往体现出一个人的修养水平。

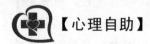

【心理自助】

老师的启示

许多年前，汤姆逊老师对着她五年级的学生撒了一个谎，说她会平等地爱每一个孩子，但这是不可能的，因为前排坐着泰迪·史塔特——一个邋遢而且上课不专心的小男孩。事实上，汤姆逊老师很喜欢用粗红笔在泰迪的考卷上画一个大大的叉，然后在最上面写个"不及格"！

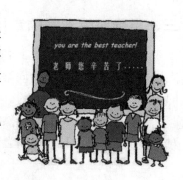

一天，汤姆逊老师查看每个学生以前的学习记录表，她惊讶地发现泰迪之前的老师给的评语十分惊人。

一年级老师写道："泰迪是个聪明的孩子，永远面带笑容，他的作业很整洁，很有礼貌，他让周围的人很快乐！"

二年级老师说："泰迪很优秀，很受同学欢迎。但他的母亲罹患了绝症，他很担心，家里生活一定不好过！"

三年级老师："母亲过世，泰迪一定很难过，他努力表现，但父亲总不在意。若再没有改善，家庭生活将严重打击泰迪。"

四年级老师："泰迪开始退步，对作业不感兴趣，没有什么朋友，有时在课堂上睡觉。"

直到此刻，汤姆逊老师才了解泰迪的困难，并为自己从前对泰迪的态度深感羞愧。而当她收到泰迪的圣诞礼物——别人的礼物用丝带及包装纸装饰得漂漂亮亮，泰迪的礼物却是用杂货店的牛皮纸捆起来——汤姆逊老师更觉得难过。

汤姆逊老师忍着心酸，当着全班的面拆开泰迪的礼物。有的孩子开始嘲笑泰迪送的圣诞礼物：一条假的钻石手链，上面还缺了几颗宝石，还有一瓶只剩四分之一的香水。但是汤姆逊老师不但惊呼漂亮，还带上手链，并喷了一些香水在手腕上，其他小朋友全愣住了。

放学后泰迪留下来对汤姆逊老师说："老师，你今天闻起来好像我妈妈！"泰迪离开后，汤姆逊老师整整哭了一个小时。

从那天起，汤姆逊老师开始特别关注泰迪，而泰迪的心似乎重新活了过来，汤姆逊老师越鼓励泰迪，泰迪的反应越快。到了学年尾声，泰迪已经成为班上最聪明的孩子之一。虽然汤姆逊老师说过她会平等地爱每一个孩子，但泰迪却是她最喜欢的学生。

一年后，汤姆逊老师在门口发现一张纸条，是泰迪写来的，上面说汤姆逊老师是他一生遇到的最棒的老师！

六年过去了，汤姆逊老师又发现另一张泰迪写的纸条，泰迪已经高中毕业，成绩全班第三名，而汤姆逊老师仍然是他一生遇到的最棒的老师！

四年后，汤姆逊老师又收到一封信，泰迪说有时候大学生活并不顺利，但他仍坚持下去，而不久的将来他将获得荣誉学位！他再一次告诉汤姆逊老师，她仍然是他一辈子遇到的最棒的老师！

四年过去，又来了一封信。信里面告诉汤姆逊老师，泰迪大学毕业后决定继续攻读更高学位，他也不忘再说一次，汤姆逊老师还是他一生遇到的最棒的老师，而这封信的结尾多了几个字："泰迪·史塔特博士"。

故事还没结束呢！你瞧，这年春天又来了一封信，泰迪说他遇到生命中的女孩，马上要结婚了。泰迪解释说，他的父亲几年前过世了，他希望汤姆逊老师可以参加他的婚礼并坐上属于新郎的"母亲"的位置。汤姆逊老师完成了泰迪的心愿。但你知道吗？汤姆逊老师竟然戴着当年泰迪送的钻石手链，还喷了同一瓶香水——泰迪母亲过世后的最后一个圣诞节用过的香水。

他们相互拥抱，史塔特博士悄悄在耳边告诉汤姆逊老师："汤姆逊老师，谢谢你相信我，谢谢你让我觉得自己很重要，让我相信我有能力去改变！"

汤姆逊老师热泪满盈地告诉泰迪："泰迪，你错了，是你教导了我，让我相信我有能力去改变——直到遇见你，我才知道怎么教书！"

这是一个让人感动的故事，说明遇到人生中的重要他人时，要记得好好感激，因为他是你人生的转折点。同时，老师也要思考如何去当孩子生命中的重要他人。

第三单元
行 为 自 塑

"白日莫闲过，青春不再来。"绚丽的青春岁月，多彩的校园生活，让我们的生命充满感动。同时，我们深知多梦的季节也多阴雨，青春的美丽需要我们用心去呵护。

年少的我们，有一双充满渴望和好奇的眼睛，内心却经常犹豫彷徨，懵懂和不知所措，也正是因为此，我们青春的脚步经常会出现"歪歪斜斜，沟沟坎坎"，有时甚至会造成一些无可挽回的损失。青春的每一步印痕都会为我们的未来奠定基础，我们都有自己的理想和抱负，怎能放任自己的青春付之东流？

好习惯成就好未来。让我们选择自己的行为，养成健康的生活习惯，拒绝暴力，自觉抵制香烟和网络的诱惑，健康生存。让我们一起携手为青春构建一个平和宁静的港湾，让我们的青春焕发绚丽的色彩。

第九课　拒绝校园暴力

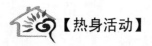【热身活动】

图画"暴力"

当提到"暴力"一词，你头脑中闪现出怎样的画面？请用笔在白纸上快速地画出来。然后和周围的同学交流一下。

【心灵聚焦】

张华是高一机电专业的一名学生，他长得比较瘦弱，胆子小，成绩也不太好，因此经常受到校园中一些学生"小霸王"的欺负。刚开始是帮助这些"霸王"拿这拿那，后来不时还要买些零食来慰劳他们。一次，"霸王们"向张华"借"几十块钱，可张华实在找不出借口向父母要钱以满足他们越来越大的胃口了，"霸王们"不容分说，对张华就是拳打脚踢，并警告他说："敢告诉家长和老师就让你吃不了兜着走。"张华心里又气又怕，只有向同学借钱，但怎么也经不住"霸王们"隔三岔五的勒索。

张华夜里常常做噩梦，醒来后惊出一身冷汗，但是因为怕报复，又不敢向父母和老师说，这种日子他再也不愿过下去了。于是，一个可怕的念头产生了：豁出去了，我要雇人报复他们，让他们尝尝厉害。想到这里，他一下子变得激动起来，好像要过上新生活般的兴奋。张华偷了父母一笔钱，雇了几个常常在校园外转悠的小混混，在一天晚上放学的时候，把最常欺负他的一个"小霸王"挤在了一个小胡同里，几下就把他摁倒在地，张华像疯了一样，拳打脚踢，长期以来的委屈和怒气像火山一样爆发了，使张华一出手就停不下来，嘴里还念叨着："让你欺负我，看你还敢欺负我……"等他觉得打累了，才发现躺在地上的"霸王"一声也不吭，仔细一看慌了："他死了吗？"这句话一说，吓得小混混们撒腿就跑，张华脑子一片空白："我打死人了，我打死人了……"多亏发现的及时，经诊断"霸王"中度脑震荡，可能会对以后的学习和生活带来很严重的影响，身上脸上多处重伤。而曾经可怜的受人欺负的张华，因故意伤人被送入了少管所，同时父母还要为对方支付昂贵的长期医疗费。两个正值青春年华的中学生，一个要在少管所度过一段漫长的岁月，另一个可能以后连自己的正常学习和生活都难以应对。

校园，本该是一方净土，是文明的殿堂。然而，近几年来校园暴力事件时有发生，给宁静的校园蒙上了一层阴影。从同学之间因琐事引发的互殴到师生冲突，从普通的校园暴力侵害到校园暴力犯罪，从未成年学生跨校作案到社会黑势力的侵入……校园暴力的存在不仅使施暴者和受害者成为暴力的牺牲品，也影响了其他学生正常的校园生活。因而，提高对校园暴力的认识和预防成了一件刻不容缓的事情。

【活动体验】

活动一　针对心灵聚焦的案例进行讨论

（1）你认为张华第一次被欺负的时候应该怎么办？

_____

（2）张华忍气吞声利弊何在？

_____

（3）张华因故意伤人被劳教，对我们有何启示？

_____

_____

活动二　探究校园暴力

某职业学校 2008 级数控班，甲乙两男生晚睡前在宿舍内闹着玩，但几个"回合"后却翻了脸，甲同学随手重重一拳打在乙同学的眼眶上，导致该同学视网膜严重脱落，转到市级医院治疗了三个月。治疗过程相当艰难：需要摘掉伤眼眼球，冷藏保存。伤者低头趴在床上两个月进行治疗和营养，然后将眼球还原，再营养治疗，最后伤眼的视力仅维持在 0.1（伤前视力为 1.5）。

后双方家长协调不成，乙同学家长将甲同学告上法院，法院判决甲方赔偿乙方医疗费

4万多元（不包括后续治疗费用）。

你认为哪些行为属于校园暴力？造成校园暴力的原因是什么？

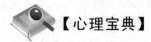 【心理宝典】

一、什么是校园暴力

近年来，发生在校园里的恶性事件频繁见诸报端。涉案殴打、虐待同学、收取保护费、侮辱老师等。"校园暴力"已经成为一个不容忽视的社会问题。据调查统计，对于校园中常见的语言争执，学生认为这不属于暴力的占53.9%；对于以武力或者以武力相威胁、索要他人钱财，认为不是暴力的仍然占13.3%；认为以言语侮辱老师、强迫他人交出财物、攻击老师或同学、殴打他人、使用武力打抱不平等行为不属于校园暴力的学生分别占被调查人数的 48.0%、16.3%、15.1%、17.8%和26.1%。由此可见，同学们对于暴力行为和暴力现象的认识比较模糊。

校园暴力可分为广义和狭义两类。广义的校园暴力是发生在校园内的，由教师、同学或者校外人员针对受害人身体和精神所实施的、达到一定严重程度的侵害行为。狭义的校园暴力是指发生在校园或主要发生在校园中，由同学或校外人员针对学生身体和精神所实施的造成某种伤害的侵害行为。我们今天讨论的暴力现象主要指同学之间所发生的针对对方身体和精神的伤害行为。

校园暴力也可分为三种，即力量暴力、语言暴力和心理暴力。无论哪种都是施暴者利用了人们的懦弱心理，肆意攻击他人。第一种是显性的，给被害者带来的伤害是身心双重的。后两种是隐性的，往往施暴者不以为然，包括起哄者闹过笑过烟消云散，但给被害者造成的心理阴影和伤害，可能伴随终身。如语言暴力，可能导致被伤害者情绪敏感、不稳定、出现攻击性行为，严重的可能走向犯罪的道路。

二、引发校园暴力的心理成因

1. 心理尚不成熟

中学阶段是心理变化较大的时期，很多不良行为容易在这个时期萌发和形成。部分中学生情绪不稳，血气方刚，做事容易冲动，自控能力差，尝试模仿暴力行为，却很少考虑社会意义和后果。部分中学生心理狭隘、自私、唯我独尊、讲"义气"等，也是校园暴力事件发生的重要原因。

2. 家庭教育不当

部分家长不懂孩子的心理特点和教育规律，导致了孩子性格偏执或行为习惯不良；另外，家长期望值过高，孩子的压力大、负担重，容易产生厌学情绪而逃学，甚至辍学；还有的家长动辄使用暴力，使孩子的心灵留下阴影，从而认为暴力是解决问题的好办法。

3. 消极环境影响

有的同学因不懂得采用合理的方式，往往走向暴力犯罪的歧途。由于校园周边治安存在的漏洞，常常有学生遭到恐吓、教唆，给校园安全带来很大威胁。有的同学甚至与社会上的不法分子交往，觉得既可以免受敲诈、威胁，还有人给自己撑腰，甚至还可以威胁、敲诈别的同学，最终酿成苦果。另外，不良的传媒渲染（电视、电影、广播、报刊）和社会暴力文化的影响成为校园暴力的催化剂。虽然我国法律禁止青少年接触暴力文化，但在文学作品、音像制品、小报小刊、电子游戏中，同学们还会受到暴力文化的影响。

【心理自助】

如何预防校园暴力

一、怎样预防对他人的暴力行为

如果对谁有意见，或者想"收拾"谁时，你首先要沉着冷静下来，等一会儿，深呼吸、放松、切忌冲动。然后理清思路，寻求解决问题的途径。你可以尝试以下方法。

1. 判断后果

你要相信学校是和平解决问题的场所。在学校里要学会自我保护和保护他人，也要学会对行为负责。胁迫他人、伤害他人身体、以暴力手段勒索财产等，都是错误的。想一想，如果把对方"收拾"了，将会产生什么后果？有可能你会被处分甚至受到法律制裁，也会对双方家庭带来伤害；也许你会受到反击、报复，成为暴力行为的受害者。动手可能会两败俱伤、失去朋友、自毁前程、殃及家庭，要三思而后行！

2. 换位思考

要站在对方的角度想一想被"收拾"之后的感受，以及给对方带来的伤害。他可能会心生怨恨，产生强烈的愤怒或敌意，也可能会终生恐惧和痛苦。

3. 寻求帮助

如果你还处在想"收拾"对方的情绪中，动手之前，一定要把自己的想法告诉家长或老师，让他们帮助你想出更好的方法。他们会给你提供表达愤怒、排解沮丧的非暴力方法。

4. 谨慎交友

良好的同伴关系对中职生个体的发展具有积极作用。要正确处理人际关系，尤其在交友方面要谨慎，要交良友、交益友，从他们那里得到积极的影响。不与行为不端的人交往，避免受到不良影响。

5. 规范言行

"良言一句三冬暖，恶语伤人六月寒。"许多暴力事件起因于一句话。我们要规范自己的言行，做事不冲动或意气行事，说话不盛气凌人，不目空一切，不使用攻击性语言。

6. 加强道德修养

要从根本上预防对他人实施暴力行为，必须加强道德修养，改进人际关系，培养良好的心态。要多看一些健康的读物，积极参与健康的活动，使过激情绪得以调适。

二、如何保护自己

一旦遭遇暴力侵害，要保护自己，寻找积极的方法应对。

1. 机智应对

遇到暴力侵害时，应该机智应对，进行正当防卫。要有自我保护意识，避免受到更严重的伤害。例如，尽量不要一个人行动，如果不得不一个人行动的话，要尽量待在人多的地方；与同学搭伴回家；在易出现暴力的地方，要留心谁在你的前面或后面。

2. 不能以暴制暴

我们经常会听到"他们能抱成团儿，我们为什么不能？""他找人打我，我也找人打他，看谁能打过谁""君子报仇，十年不晚，迟早我会让他栽跟头"。这种以暴制暴的心理，在不少同学中不同程度地存在着，尤其那些长期忍气吞声的同学，这种心理更加明显。面对校园暴力，以暴制暴是愚蠢的，因为它不但不能让暴力远离自己，反而会使暴力越来越近，直至滑进暴力泥潭，无法自拔。

3. 亡羊补牢，犹未为晚

遭遇暴力侵害后，不要被吓倒，尤其不要不吭声。要记下时间、地点以及施暴者的体貌特征等，及时报告老师、家长或报警，寻求帮助。如果遭到暴力伤害还默不作声，会助长施暴者的行为。要知道，施暴者害怕你将他们的行为告诉老师、家长或报警。

第十课　抵制"香"烟的诱惑

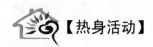

【热身活动】

"香烟的危害"

播放一段视频：用实验告诉你香烟的危害。

【心灵聚焦】

张帅，由于受家庭环境影响，7岁开始抽烟，初中时就为了"找点烟钱"，他主动加入了一个小团伙，经常在校内敲诈勒索同学，并参与校外抢劫事件8起。两年后，他的七个"铁哥们"有四人因抢劫、伤害罪入狱。张帅初中毕业后，天天无所事事，在社会上四处游荡，父母为使其尽早摆脱犯罪团伙，将他送入外地一职业学校上学。上职校期间，由于烟瘾太大，他经常半夜里偷偷躲到楼梯的角落过过烟瘾，有时一晚上连续抽一盒烟，直到迷迷糊糊才肯入睡。

现在，已有十三年烟龄的他，个子只有1.55米，面色枯黄，已经出现咳血症状，上职校半年的时间花掉家中近2万元钱。在沉重的经济负担和不良的身体反应的压力下，万般无奈的他求助于心理老师，强烈要求帮助他戒断烟瘾。

"香烟"——对一部分同学来说真可谓"欲罢不能，欲说还休"，尽管老师、家长紧盯猛"打"，吸烟现象在校园里还是屡禁不止，而且仍然有同学不断加入吸烟者的行列。吸烟是一种常见的不良嗜好，可以由个人选择和控制。如何对待"香烟"，你想好了吗？

【活动体验】

活动一 实话实说

假如你是一名吸烟者,你认为老师、同学、家长、社会上的陌生人分别会怎样看待你?

(1)老师:_____

(2)同学:_____

(3)家长:_____

(4)社会上的陌生人:_____

活动二 测试你对吸烟的认识

先来给吸烟的缺点打分,如表 3-1 所示。

表 3-1　　　　　　　　　　　　　　　　吸烟的缺点

	完全不同意	不太同意	有点同意	同意	完全同意
吸烟会留下难闻的烟味	1	2	3	4	5
吸烟对我非常有害	1	2	3	4	5
如果不吸烟我将更精力充沛	1	2	3	4	5
吸烟损害皮肤	1	2	3	4	5
吸烟使我口气难闻	1	2	3	4	5
对香烟的依赖性使我困扰	1	2	3	4	5
我在用香烟损害自己的身体	1	2	3	4	5
吸烟花费了我很多钱	1	2	3	4	5
我吸烟非常妨碍他人	1	2	3	4	5
我吸烟危害了他人的健康	1	2	3	4	5

缺点总分:_____。

再来给你吸烟的理由打分,如表 3-2 所示。

表 3-2　　　　　　　　　　　　　　　　吸烟的理由

	完全不同意	不太同意	有点同意	同意	完全同意
吸烟能帮助我松弛神经	1	2	3	4	5
当感觉紧张时,吸烟能让我平静	1	2	3	4	5
香烟能帮我渡过困境	1	2	3	4	5
吸烟有助于我思考	1	2	3	4	5
吸完烟后,我更容易集中精力	1	2	3	4	5
我喜欢吸烟的姿势	1	2	3	4	5
吸烟的确是一种享受	1	2	3	4	5
我喜欢用手指夹着香烟的感觉	1	2	3	4	5
我爱吸烟	1	2	3	4	5

理由得分：_____。

缺点分减去理由得分：_____。

▲小于20

你低估了香烟的缺点，高估了它给你带来的好处。为了取得进步，你需要改变你的态度，需要进一步了解烟草的危害性。当你真正认识了烟草的缺点后，你的戒烟之路就已经成功了一半。

▲大于或等于20

你的进展很顺利！你对香烟的看法和已经决定戒烟的人（准备阶段）相同。对你而言，是积极准备戒烟的时候了。

 【心理宝典】

一、吸烟者心理分析

1. 好奇心理

处在成长期的我们，好奇心极为强烈，对一些自认为新奇、好玩的事物，特别是大人不让干的事，有一种力求弄清是怎么回事的心理趋势。看到大人吸烟，也想试一试，听说"饭后一支烟，赛过活神仙"，便想尝试体会一下做"神仙"的滋味。在这种好奇心的驱使下，一部分同学终于学会了"吞云吐雾"。

2. "成人感"心理

这一年龄时期处在生理逐渐发育成熟的阶段，而心理发育则相对滞后，为了满足日益增长的"成人感"，往往会模仿成年人的行为方式而去吸烟。自以为吸烟是男子汉大丈夫的"嗜好"，是成熟的标志。为了显示自己的老练、成熟，表示自己"男子汉的风度与旗帜"便毫不犹豫的投身到吸烟的潮流中去了。

3. 从众心理

"近朱者赤，近墨者黑"，一些志趣相投的同学容易形成自己的小团体，长期与吸烟者接触、交往，有些学生受"哥们儿义气""江湖习气"的不良影响，认为不和别人一样吸烟，会显得自己跟大家不团结，会受到大家的排斥，于是为了寻求哥们间的行动一致，开始了吸烟行动。

4. 表现心理

一些处于青春期的同学对异性产生了一种微妙的爱慕之情，于是开始注意自己的仪表和举止，而受一些影视剧的误导，认为吸烟最能表现自己潇洒、神奇的风度，于是大肆模仿。另外一些在学业上有困难的同学，平时在学习上不能引起别人的重视，于是便采取吸烟的方式，以引起别人的注意。

5. 调节心理

有的青少年在遇到挫折的时候，如考试失利、被人误会、情感受挫时，找不到恰当的解脱方式，便想到了烟，他们通过吸烟来寻找刺激，调节紧张、焦虑、抑郁等负性情绪，力图借助烟的力量获得暂时的解脱。

6. 交际心理

我们中国人的风俗习惯通常是用敬烟敬酒表达友好，如果一个人不沾烟酒，常常难以和其他人融合在一起，显得非常孤立。不少青少年受这种不良风俗习惯的影响，认为吸烟可以拉近彼此间的距离，可促进人际间的交往，是联络人们感情的纽带，于是出于交际的需要就学会了吸烟。

7. 侥幸心理

由于吸烟的危害是长期的、隐蔽的，十几岁开始吸烟可能要到三四十岁，甚至更长时间才出现症状，所以部分同学对吸烟的危害认识不足，存在侥幸心理，甚至采取不相信的态度，因而逐渐染上烟瘾。

从上面的原因分析可以发现，在有些同学看来，吸烟似乎有许多"正当的理由"，以至于他们在不知不觉之间就学会了吸烟，在不知不觉之间就对香烟产生了依赖，而对香烟的依赖与上瘾正是维持吸烟行为的主要因素。

二、吸烟对青少年的特殊危害

研究表明，青少年正处在生长发育时期，各生理系统、器官都尚未成熟，其对外界环境的有害因素的抵抗力较成人要弱，易于吸收毒物，损害身体的正常生长。调查统计证实吸烟的青少年更易患慢性支气管炎、肺气肿、肺源性心脏病和肺癌。有关资料显示，15～19 岁开始吸烟的人要比 20～25 岁后才开始吸烟的人患上上述疾病的死亡率高 55%，比不吸烟的人高出一倍。

吸烟损害大脑，使智力受到影响。在烟草的烟雾中，一氧化碳含量很高，吸入人体后，与血液中的血红蛋白结合成碳氧血红蛋白，使血红蛋白不能正常地与氧结合成氧合血红蛋白，因而失去携氧的功能，此外，一氧化碳与血红蛋白结合力要比氧气大 260 倍，而从碳氧血红蛋白中离解出一氧化碳的速度要比从氧合血红蛋白中分离出氧的速度慢得多。由于人的大脑对氧的需要量大，对缺氧十分敏感，因此，吸多了烟就会感到精力不集中，甚至出现头痛、头昏现象，久之大脑就要受到损害，使思维变得迟钝，记忆力减退，必然影响学习和工作，使学生的成绩下降。

烟草中的尼古丁是一种神经毒素，主要侵害人的神经系统。一些吸烟者在主观上感觉吸烟可以解除疲劳、振作精神等，这是神经系统的一过性兴奋，实际上是尼古丁引起的欣快感。兴奋后的神经系统随即出现抑制。所以，吸烟后神经肌肉反应的灵敏度和精确度均下降。

据调查，引起心肌梗塞的因素很多，如高血脂、高胆固醇、高血压病、糖尿病、肥胖症、酗酒、紧张等，但最主要的因素是吸烟，所以青少年应引起足够重视。"越早吸烟，越难戒烟"，因此我们应拒绝吸第一支烟，做不吸烟的新一代！

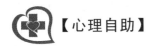 【心理自助】

半截烟与一个家园

某校一个 13 岁的学生，学习成绩名列全班前茅，多次被评为学校"三好"学生。然而，这名学生不知从何时起染上了吸烟的恶习。在学校，他常常偷偷跑到厕所里、校门外吸上一支过过烟瘾；在家里也背着父母偷偷吸。一个星期天，他正在家里做作业，在爸爸妈妈外出的时候，他烟瘾发作，便偷出爸爸的香烟，点上一支，坐在床头边一饱口福。谁知，他一支烟还没吸一半，爸爸突然一步闯了进来，这学生急中生智，随手将手中的半截烟扔进了床下，接着站起身来，极有礼貌地说："爸，你回来了。""做完作业了吗？""做完了"孩子不打折扣地说："做完了正好，你妈在商店看好了一件衣服，你去试试看合适吗。""好、好"儿子一蹦三跳地跟着爸爸走了。谁知烟头引燃了床下的易燃物。待爸爸妈妈领着儿子回到家时，三间房屋已变成了一片废墟。遗憾的是爸爸妈妈并不知道这火是怎么着起的，甚至疑神疑鬼呢！

尼古丁的毒性及成瘾性

尼古丁是一种难闻、味苦、无色透明的油质液体，通过口鼻支气管黏膜很容易被机体吸收。粘在皮肤表面的尼古丁亦可被吸收渗入体内。一支香烟所含的尼古丁可毒死一只小白鼠，20 支香烟中的尼古丁可毒死一头牛。人的致死量是 50~70 毫克，相当于 20~25 支香烟的尼古丁的含量。如果将一支雪茄烟或三支香烟的尼古丁注入人的静脉内，3~5 分钟即可死亡。烟草不但对高等动物有害，对低等动物也有害，因此也是农业杀虫剂的主要成分。所以说"毒蛇不咬烟鬼，因为它们闻到吸烟所挥发出来的苦臭味，就避而高飞远走。"同样道理被动吸烟者对烟臭味也有不适的感觉。

吸烟引起急性中毒死亡者，我国已早有发生，明朝时就曾有人因吸烟多了醉倒在地，口吐黄水而死亡，为此崇祯皇帝曾下令禁烟。在国外也有报道：前苏联有一名青年第一次吸烟，在吸一支大雪茄烟后死去。英国一个长期吸烟的 40 岁的健康男子，因从事一项十分重要的工作，一夜吸了 14 支雪茄和 40 支香烟，早晨感到难受就医，经医生抢救无效死去。法国一个俱乐部举行过一次吸烟比赛，优胜者在他吸了 60 支纸烟后，未来得及领奖即死去，其他参加比赛者都因生命垂危，被送到医院抢救。

那么为什么有些人吸烟量较大并不中毒呢？每日吸卷烟一盒（20 支）以上的人很多，其中尼古丁含量大大超过人的致死量，但急性中毒死亡者却很少呢？原因是烟草中的部分尼古丁被烟雾中的毒物甲醛中和了，而且大多数烟民不是连续吸烟，这些尼古丁是间断缓慢进入人体的。此外纸烟点燃后 50% 的尼古丁随烟雾扩散到空气中，5% 随烟头被扔掉，25% 被燃烧破坏，只有 20% 被机体吸收。而尼古丁在体内很快被解毒随尿排出。再加上长期吸烟者，体内对尼古丁已产生耐受性、瘾癖性，而使人嗜烟如命。

几种常用且有效的戒烟方法

（1）向父母、朋友等人宣布自己已经决定戒烟，希望得到他们的监督，并要求所有的朋友不要再给自己递烟，也最好不要在自己面前吸烟。

（2）在一张漂亮的纸上写下自己的戒烟理由，如为了自己的健康、为了家人着想、为了省钱等，随身携带，当自己"烟瘾"犯了时，可以拿出来告诫自己，如有可能，尽量补充新内容。

（3）为自己制订一个戒烟计划，每天减少自己吸烟的数量。对自己制订的计划，千万不要放弃、改变或动摇。

（4）特意在一二天内超量吸烟（每天吸两包左右），使人体对香烟的味道产生反感，从而戒烟；或在患伤风感冒没有吸烟欲望时戒烟。

（5）尽量让自己想象一下十分讨厌的或令人作呕的场面（如你手中烟盒或香烟上有痰渍等），直到看见香烟就产生厌恶为止。

（6）经常思考烟雾中的毒素可能对肺、肾和血管造成的危害，对呼吸、衣服和室内陈设造成的影响，对父母、朋友以及家庭其他成员造成的危害。

（7）扔掉吸烟用具，诸如打火机、烟灰缸、香烟，减少一切可能引发吸烟欲望的刺激。

（8）当自己想抽烟时，用别的东西代替，转移兴趣的方向，如喝水、吃口香糖、嗑瓜子等。多喝一些果汁，有助于戒除尼古丁的成瘾。

（9）为自己安排一些体育活动，如打篮球、打乒乓球、跑步等，一方面可以缓解精神紧张和压力，另一方面可以避免花较多的心思在吸烟上。

（10）永远不要有"只吸一支"的念头，因为放纵一次就有可能功亏一篑。

第十一课　合理利用网络

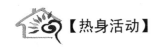【热身活动】

你问我答

下面是一份上网现状调查，请你根据自己的状况如实回答。

1. 你上网最常做的事情有哪些？

　□聊天　　　　□玩游戏　　　□下载各类资料　　□搜索、下载资料
　□博客、空间　□看电影、听歌　□下载、阅读电子书　□看新闻与评论

2. 你主要在什么地方通过什么方式上网？

　□网吧　　　　□学校　　　　□家里　　　　　　□手机上网

3. 你平均每天用手机上网的时间为

　□3 小时以下　□3～6 小时　□6～12 小时
　□12 小时以上　□从不间断

4. 当你上网过程中遇到色情网站页面时，你一般会

　□好奇，进去看看　　　　　　□经常光顾，并推荐给好友
　□置之不理　　　　　　　　　□向相关部门举报

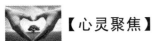【心灵聚焦】

网络成就梦想

2008级计算机专业学生王勇，自初中一年级时就迷恋网络，学习成绩受到很大影响。

来到职业中专后，始终无法摆脱对网络游戏的迷恋，以致于上网成瘾。父母的叹息，亲朋好友的失望使他心中也十分痛苦，一度情绪低落，心情烦躁。

幸运的是专业课老师发现他的微机操作能力较强，于是因势利导，推荐他加入了学校的计算机技能训练小组，目的是将其从虚拟的网络游戏中拉出来，进而转向对计算机专业知识和技能的钻研上来。期间虽经历几次波折，但在老师的引导和父母的鼓励下，王勇终于从网络游戏中走了出来，将全部的精力投入到技能训练当中，训练虽然艰苦，但他体会到一种任何网络游戏都不能替代的成就感，特别是在迎接技能大赛的前几个月里，他表现出惊人的意志力和娴熟的计算机操作能力，在技训组中脱颖而出，获得青岛市技能大赛一等奖第一名的好成绩；几个月后又代表青岛市职业学校参加全国计算机技能大赛，喜获二等奖。

拿到技能大赛的荣誉证书，王勇似乎找到了那个久违了的自我，他决定再拼一次，圆自己的大学梦。他以百倍的信心投入到紧张的复习中，教师办公室、学生自习室到处是他虚心请教、努力专研的身影，终于在 2011 年高职升学考试中他以 587 分的成绩被山东科技大学计算机专业（本科）录取。

我的微店我做主

2014 级财经农学部的学生刘法玉，初三毕业后放弃了去普通高中的机会，过早地踏入社会，选择了自己喜欢、感觉比较高雅的茶艺师的工作。

在茶楼里给客人泡茶的时候，经常会听到他们谈论到自己的孩子考什么大学，是什么学历，问到年纪尚轻的刘法玉时，她感到很害羞，不好意思说自己是初中毕业，当时刘法玉心里特别自卑。之后她想了很久，觉得自己这个年龄应该上学，提升自己的整体修养。

2014 年她重回学校，踏入了职教中心的大门，成为一名中职生。因为有了初闯社会的波折，刘法玉非常珍惜现在的学习生活，同时她也有了课余时间创业的梦想。

因为与茶结缘，刘法玉认识了几个茶厂的朋友。有了茶叶资源，刘法玉灵机一动，开启了微店创业之路，她用了两天的时间把茶品全部上架，用微信的朋友圈做营销。刘法玉很用心的经营自己的微店，每次都会先给顾客派样，顾客品尝之后选择自己喜欢的产品进行购买（在样品袋上贴上自己的微信二维码），这种方式让她赢得了大量的回头客。她的微店越做越火，营业额也慢慢上升，微店的收入足以解决她的学费和生活费。

通过微店，刘法玉获得了成功的喜悦，感受到生命中的力量，每日满满的正能量，学习创业两不误，成为了同学中间的创业明星。

21 世纪的今天，可以说是一个网络时代。大街上网吧林立，家庭里也多有电脑，学校也开设微机课，可以说是"无时不网，无处不网，无人不网"。这样一个网络时代、网络世界，对正处于生理和心理的发展变化期的我们，会产生怎样的影响？

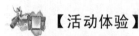 【活动体验】

活动一　网络大辩论
分正方和反方两组，分别就网络的好处和坏处两个方面进行辩论。

正方观点：

1. _____

2. _____

3. _____

4. _____

……

反方观点：

1. _____

2. _____

3. _____

4. _____

……

总结：在网络中，我们收获了什么？又失去了什么？

活动二　案例聚焦

1. 网络交友

在海珠区某中学就读的 15 岁女孩小红（化名），平时喜欢上网用"QQ"聊天，她在网上结识了一个网名叫"peerg"的网友，两人一"见"如故相谈甚欢，不久就见了面。今年 7 月的一天中午，小红接到了"peerg"的朋友"阿涛"的短信息，说他今天生日，叫小红出来一起玩，涉世未深的小红一听有得玩就一口答应下来，阿涛还特意叮嘱小红，多带几个女同学来。不明就里的小红遵照"阿涛"的意思又约了三名她的小学同学。当晚 11 时，小红按照事先的约定带着同学来到了昌岗中路某卡拉 OK 厅门前，和"阿涛"及他的另两名朋友见了面，之后他们一起进了包房。玩了一会儿，"阿涛"的朋友"阿强"从包房外拿进来 4 盒软包装的橙汁，小红等四名女孩喝下不久，就先后昏迷不醒。小红等四名女孩昏迷后，"阿强"三人把她们先后带到了滨江西路的一家酒店内，开了两间房又叫来了另三名同伙，这六人分别对这四名女孩进行了疯狂的轮奸。中途有女孩清醒过来，又被强行灌下"醒酒药"而再度昏迷。完事后他们又抢去了四位女孩的 3 部手机、1 只金戒指、1 条项链。

2. 网络游戏

在 2004 年 10 月 18 日清晨 5 时 57 分，辽宁鞍山一名 19 岁的男孩在立山火车站附近一家网吧里猝死。从 17 日晚 6 点多开始，这位 19 岁的男孩在网吧计算机前连续玩了近 12 个小时的游戏，期间没吃没喝。清晨时分，仿佛在突然之间，他的头一下子倒向了计算机屏幕，之后身体向后仰倒，开始抽搐，口吐白沫，很快死亡。

警方排除了他杀的可能性，初步推断这个男孩的死因是由于疲劳过度而引起的心肌衰竭。一个鲜活、年轻的生命一下子消失了，辛苦养育了 19 年的独子就这么没了，父母亲人简直无法相信这个事实，巨大的伤悲来得实在太突然了。

专家指出：青少年虽然体力好，但如果昼夜不间断地长时间上网、玩游戏，也会使健康严重透支，甚至诱发疾病、导致猝死。

你怎么看网络交友和网络游戏？谈谈你的切身体会。

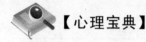【心理宝典】

一、网络对中职生的好处

1. 开阔视野，扩大知识面

互联网信息量大，信息交流速度快，中职生可以根据学习的需要，快速地查阅相关信息，并能及时了解世界新闻信息、科技动态，不受时空限制，这给中职生的生活、学习带来了很大的便利。

2. 扩大交友的范围，可以和全球的人交往

由于网络的虚拟性，中职生在网上与其他人交谈时，不受时空的限制，方便地与其他人交流看法、心得，可以把平时不便于说的话说出来，从某一方面说，教师、学生家长可以在网上更好地了解学生的意见、建议及思想情况。

3. 可以促进中职生的学习

在网上查阅信息非常方便，学生可以根据学习的需要，找到不同的学习资料，甚至是合适的老师，这可以增加学生学习的动力和效率。网络的远程教育给中职生带来无穷的益处，普通的中职生学习知识只是局限于自己的学校和一些课外书籍，传授知识的老师始终只有几个，但如果上了网，学生就可以在一个个内容丰富、名师坐堂的网站中任意翱翔，各种试卷和典型题目应有尽有，学生可以任意选择。

4. 可以促进中职生个性化发展

没有顾忌地向网友倾诉心事，减轻课业负担所造成的心理压力；在各个 BBS 里张贴自己对各种问题的看法和见解，一来可以锻炼文笔，二来可以培养成就感；自己动手做主页，把自己喜爱的图片资料传上去，开一个讨论区，发一些帖子和大家交流，在掌握了电脑软件的运用同时，自己做版主的感觉真的很棒，有利于树立起学习的信心。

二、沉迷网络的危害

1. 摧残身体，心理受损

如果一个人长时间上网，对眼睛的危害是非常严重的。如果学生对游戏的痴迷，达到了可以不吃饭，不睡觉的疯狂地步。而玩游戏时精神又高度集中，伴随着血液加速、心跳加快，人的体力，精力消耗很大，再加上荧光屏色彩，图像的迅速变化，不绝于耳的机器，打闹，脏话等噪声，若沉没于其间，对人的视力、听力等造成的危害是不可估量的。青少年正是长身体的时候，如果不知饥渴，不分昼夜地上网，对其身体危害不亚于大麻、白粉等毒物，这并非危言耸听。

另外，学生会对上网有很强的心理依赖，轻则影响身体、学习；重则导致心理变态，心态扭曲。现在的学生学业负担重，心理压力大，所以他们以聊天、游戏等方式上网，使自己的心情得到放松，情绪变得稳定。须不知由于不知道对方真实身份，对方的性格品德，甚至对方的性别，导致一些人交友不慎而掉入对方设计的陷阱中，失物失财，甚至丧失性命，也有些则离家出走投奔网友，严重破坏家庭安宁幸福和学校的教育教学秩序。

2. 刺激不良欲求，诱发违法犯罪行为

现在一部分的学生在网吧中上网，他们中小的几岁，大的十七八岁，大多没有经济收入，为了能弄到进网吧的钱，就想方设法地去偷、骗，甚至走上违法犯罪的道路。打架斗殴的事件在网吧中也时有发生。另外，由于一些上网的学生夜不归宿，家长、亲戚朋友、老师担忧着急到处找人，也给社会带来了不安定的因素。

3. 影响学业

学生一旦对网络痴迷，势必导致他们的学习兴趣转移，学习成绩下降，有的学生身在课堂，心却飞到网吧，一放学就直奔这些场所，课外作业统统抛到九霄云外；有的发展到逃学，不分昼夜地泡在网吧中，终致学业荒废。一个年仅 13 岁的初中学生因沉迷游戏，整整 8 天 8 夜在网吧中不归，甚至断绝了与家人的联系，8 天后才疲惫不堪地回家。我们无法真正进入那些网迷们的内心世界去体会他们的感受，但可以想象在他们通红的眼睛，疲惫的心理状态下到底还有多少精力去学习。

三、心理老师的建议

1. 调整心态，提高抵制诱惑的能力

网络说到底是一种工具，看你怎么用它，因此说到底是人自身的问题。迷恋网吧的原因有多种多样，有的出于好奇，有的出于消遣、休闲，有的心理负担大，寻求心理释放，不管哪一样原因，归结起来都是心理问题。要防止学生沉迷于网络聊天、游戏，关键就是要充实学生的精神空间和现实空间，让学生有忙的地方、时间和内容，如参加社会实践活动；举办多种形式的校园活动，丰富学生生活；进行教学课堂改革，使课堂教学趣味化、生活化、技能化，学有趣味、学有所用、学以致用。

2. 同学们要严格自律

多数的人想改变这个世界，但是很少想到改变自己，有网瘾并不可怕，可怕的是认识不到它的危害，不去设法改变自己，有句谚语说："生存决定改变的能力"。其中所说的关键是学生要有自控力，我们要着重提高学生自身的素养与能力，培养与提高学生的自控力，让学生做网络的主人，让网络成为学生手中有用的学习工具。

3. 合理安排上网时间

无节制的上网浪费时间，影响正常的工作与学习。我们必须合理安排上网时间，在上网、工作和学习之间取得平衡。只有通过合理安排上网时间，才能做到有效率地使用网络资源，并使其真正地为工作、学习、生活带来便利。

4. 正确对待网络娱乐资源

劳逸结合，寓教于乐是我们所提倡的健康的工作、学习方式，适度娱乐能缓解工作、生活中的压力，也为后续的学习和工作提供了能量。然而过度沉溺于网络娱乐资源（如网络游戏、在线聊天）不仅不会让人感受到娱乐带来的快乐，反而会玩物丧志。只有正确对待网络资源才能真正从网络上获得快乐，因网络而受益。

5. 加强自我监督，不浏览不良信息

网络是一把双刃剑，其传播速度之快、范围之广、信息量之大、杂等特点，决定了它也有两面性，一些反动的、充斥着暴力、淫秽的不健康信息仍猖獗地出没于网络。我们青少年正处于成长阶段，心理尚未成熟，思想上还有很大的可塑性，如果被不良思想腐蚀，甚至深受毒害不能自拔，那将把自己引向罪恶，失去美好的青春，此类触目惊心的事件并不鲜见，这不是我们希望看到的。

6. 不沉溺网络，热衷于游戏

如今网络游戏铺天盖地，网上聊天、影视等娱乐方式五花八门。如果不加以自控，在这些方面花过多的时间和精力，少则分散注意，影响学习，大则损害身心健康，因此要做到有所节制，将更多的时间用于学习。

网络是一把双刃剑，我们既要看到它的好处，又要看到它的不足。在利用它的好处时，又要避免它的不足。这样我们的网络文化才能得以发展，我们的文化环境才能得以净化。

青少年正处于人生的黄金时代，美丽的大自然在向我们招手，科学的高峰需要我们去攀登，含辛茹苦的父母期望我们健康成长，祖国的未来需要我们去铸造辉煌……我们该做的实在太多了！一方小小屏幕，岂能涵盖我们生活的全部？

 【心理自助】

一、什么是网络成瘾

网络成瘾是由于重复地使用网络而导致的一种慢性或周期性的着迷状态，并且带来难以抗拒的再度使用欲望，同时对上网带来的快感一直有生理及心理依赖。也就是说，因为网络的许多特质带给使用者许多快感，同时又因很容易重复获得这些愉悦的体验，使用者便在享受这些快感时渐渐失去了时间感，一方面逐渐对网络产生依赖，另一方面导致沉迷和上瘾。据估计，目前全球两亿多网民中，约有1140万人患有某种形式的网络心理障碍，约占网民人数的6%左右。这部分人在网上冲浪的体验逐渐形成一种对网络的心理依赖。据专家分析：网络的心理依赖，随着上网时间的不断延长，这种依赖越来越强烈。这种不自主的强迫性现象已被医学界的一些学者称为互联网成瘾症（Internet Addiction Disorder，IAD）。它给人们带来生理和心理方面健康的问题是显而易见的，它除了引起一些躯体并发症，如视力下降、肩背肌肉劳损、睡眠障碍、免疫机能减退以外，在心理上则表现为情绪低落、无愉快感或兴趣丧失、精力不足、自我评价降低和能力下降、思维迟缓、社会活动减少等，给学习、工作和生活带来阻碍。尽管互联网成瘾症目前还未成为正式的医学诊断名称，也不会像毒品那样危及生命，但它对人的影响却不可轻视。

二、中职生网络成瘾的心理分析

网络自身的特征使部分同学对网络"情有独钟"，而成为对网络生活"乐此不疲"的诱因。网络以其集文字、声音、图片、动画于一体的独特魅力吸引着成千上万的学生。网络上信息丰富而全面，应有尽有：新闻、娱乐、产品、游戏……所有一切为他们编织了一个丰富多彩、五颜六色的互联网世界。网络的交互性可以在浏览网页时完全根据自己的兴趣和要求来选择，主动获取信息，还可以在同一时间里与多个人进行实时交流；体验不同身份人的感受，毫无顾忌地发泄在现实生活中遭受的"不公平"待遇而不必担心别人的看法；尽管网络如此具有诱惑力，但也不是每个人都对上网产生依赖。所以，网络成瘾还有其内在的心理原因。

1. 兴趣和好奇心

青少年时期正是对新事物充满好奇心和探索欲望的阶段，互联网恰恰就是这样一个略带神秘的新鲜事物，能深深地吸引青少年，驻足网上，流连忘返，于是兴趣变成了成瘾，最后被困"网"中央。另外，网上内容良莠不齐，意识观念开放，大量"性"方面的信息也在吸引着他（她）们。由于正处在青春期，伴随着性生理的成熟，性心理也开始萌动和发展，相当一部分人对"性"充满了好奇和疑问，而这些好奇和疑问很难从家长和老师那里获得答案，这时互联网上的一些不良信息满足了心理的需要，色情图片、色情影音等，使某些人沉溺于网络。

2. 人际交往的需要

网络的出现丰富了人际交往的方式，扩大了人际交往的范围，使交往更具有直接性、自主性、平等性。网络中的人际关系比现实生活中的人际关系简单，基本不受年龄、社会地位、职业、性别等方面的影响，在那里他们可以找到自己倾诉的对象，可以很快和许多人建立友谊。另外，网络聊天是人机对话，可以任由自己的情绪发泄而不用考虑对方的反应，可以把对方假想为是乐意倾听的人。

3. 自我实现的需要

人都有自我实现的心理需要。青少年需要自我实现，需要得到同学、老师的认可，需要在人前表现自我，但是这样的机会并不是随时都有，并不是人人都有，尤其是那些比较内向、不善言辞、不善交往、学习成绩较差的学生机会就更少，他们在现实中不是人群注意的对象，尤其在学校里面，展示个性的空间很小，他们的个性得不到张扬，聪明才智没机会表现。但是网络给他们提供了施展自己才华的舞台，网络的匿名、无感官接触等特性，弥补了他们在语言、外貌等方面的不足，在网络上可以滔滔不绝、幽默机智、惹人喜爱，在屏幕后表现得很优秀，因此也得到赞许，使他们获得成功的喜悦和快感，网上社交的游刃有余与现实中的不断遭遇挫折的强烈的心理对比，无形中强化了他们的网络行为。在网络游戏中，随着他们对游戏的熟悉，他们越来越能获得更高的成绩，极大地获得了成就感，受到无数不相识的网友的追捧，这种成功的体验使他们更加地沉迷其中，忘记时间、忘记周围，在他们的眼睛里只有屏幕和鼠标。

4. 逃避现实的需要

目前的教育方式有些是和青少年的身心发展特点相悖的，其结果就是导致部分学生出现厌学，逆反心理加重，亲子关系不良等问题。另外一些性格孤僻、懦弱的青少年，常常在现实中受到其他同学的欺侮，而自己又无力抵抗。于是，丰富多彩的网络"乘虚而入"，成了他们逃避现实的最好去处，在网上他们自由自在，无拘无束，能得到现实生活中难以得到的快乐和满足。

综上所述，部分中职生之所以沉迷于网络，是因为网络能满足他们的各种需要，如兴趣和好奇心、人际交往、自我实现和逃避现实等。那些性格孤僻、自我评价偏低、自信心不强、自控力不强的人则是网络成瘾的敏感人群。

附：网络成瘾量表（自测型）

如何判断是否患了网瘾综合症呢？对照以下标准，便可自我诊断。调查表中一共有10个题目，请你根据自己的情况如实回答，如果"是"就在□打"√"；如果"否"就在□打"√"，每道题考虑时间请不要超过3秒钟。

1．每天起床后情绪低落、头昏眼花、疲乏无力、食欲不振或神不守舍，而一旦上网便精神抖擞，百"病"全消。　　　　　　　　　　　　　　　　　　　　　□是　□否

2．上网时表现得神思敏捷，口若悬河，并感到格外开心，一旦离开网络便语言迟钝、情绪低落、怅然若失。　　　　　　　　　　　　　　　　　　　　　　□是　□否

3．只有不断增加上网时间才能感到满足，从而使得上网时间失控，经常比预定时间长。
　　　　　　　　　　　　　　　　　　　　　　　　　　　　　　　　□是　□否

4．无法控制去上网的冲动。　　　　　　　　　　　　　　　　　　□是　□否

5．每看到一个新网址就会心跳加快或心律不齐。　　　　　　　　□是　□否

6．只要长时间不上网操作就手痒难耐。有时刚刚离网就又有想上网的冲动。有时早晨一起床就有想上网这种欲望。甚至夜间趁小便的空也想打开电脑。　　　□是　□否

7．不能上网时便感到烦躁不安或情绪低落。　　　　　　　　　　□是　□否

8．平常有不由自主地敲击键盘的动作或身体颤抖的现象。　　　　□是　□否

9．对家人或亲友隐瞒迷恋因特网的程度。　　　　　　　　　　　□是　□否

10．因迷恋因特网而面临失学、失业或失去朋友的危险。　　　　□是　□否

结果评价：如果有以上标准中4项或4项以上表现，且持续时间已经达1年以上，就表明你已经患上了网瘾。

第十二课　好习惯成就好人生

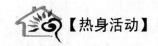
【热身活动】

"猜猜看"

我是你的终生伴侣，我是你最好的帮手，我也可能成为你最大的负担。

我是所有伟人们的奴仆，唉，我也是所有失败者的帮凶。伟人之所以伟大，得益于我的鼎力相助，失败者之所以失败，我的罪责同样不可推卸。

抓住我吧，训练我吧，对我严格管教吧，我将把整个世界呈现在你的脚下。千万别放纵我，那样，我会将你毁灭。我是谁？

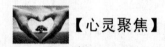
【心灵聚焦】

前苏联发射第一艘载人宇宙飞船的时候，曾经发生过一件既细小又重要的事情。

20 世纪 60 年代，苏联发射了第一艘载人宇宙飞船，宇航员叫加加林。当时挑选第一个上太空的人选时，有这么一个插曲，几十个宇航员去参观他们要乘坐的飞船，进舱门的时候，只有加加林一个人把鞋脱下来了。他觉得"这么贵重的一个舱，怎么能穿着鞋进去呢？"就加加林的这一个动作，让主设计师非常感动。他想：只有把这飞船交给一个如此爱惜它的人，我才放心。在他的推荐下，加加林就成了人类第一个飞上太空的宇航员。所以有人开玩笑说，成功从脱鞋开始。

还有一则寓言故事：父子俩住山上，每天都要赶牛车下山卖柴。老父较有经验，坐镇驾车，山路崎岖，弯道特多，儿子眼神较好，总是在要转弯时提醒道："爹，转弯啦！"

有一次父亲因病没有下山，儿子一人驾车。到了弯道，牛怎么也不肯转弯，儿子用尽各种方法，下车又推又拉，用青草诱之，但牛一动不动。

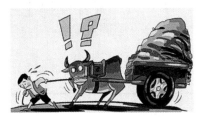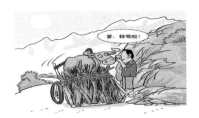

到底是怎么回事？儿子百思不得其解。最后只有一个办法了，他左右看看无人，贴近牛的耳朵大声叫道："爹，转弯啦！"牛应声而动。

牛用"条件反射"的方式活着，而人则以习惯生活。一个成功的人晓得如何培养好的习惯来代替坏的习惯，当好的习惯积累多了，自然会有一个好的人生。

【活动体验】

活动一　自我剖析

小组成员分别列出自己的好习惯和不良习惯（至少各五条），与组员分享。

我的好习惯	给我带来的利
＿＿＿＿＿＿＿＿	＿＿＿＿＿＿＿＿
＿＿＿＿＿＿＿＿	＿＿＿＿＿＿＿＿
＿＿＿＿＿＿＿＿	＿＿＿＿＿＿＿＿

我的不良习惯	给我带来的弊
＿＿＿＿＿＿＿＿	＿＿＿＿＿＿＿＿
＿＿＿＿＿＿＿＿	＿＿＿＿＿＿＿＿

_____ _____

_____ _____

活动二　"交叉你的手指"

（1）请同学们将手掌张开，十指交叉合起来，连做三次。看看自己是左手的拇指在上还是右手的拇指在上。

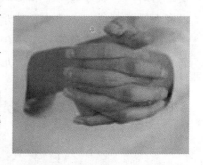

（2）然后请同学们用相反的方式交叉双手，大家有什么感觉？

（3）再继续游戏，请按照可以改过来的交叉动作，稍用力重复一次，有什么感觉？再不断重复21次，有什么感觉？是不是习惯一些？

我的感悟：

_____

_____

【心理宝典】

一、习惯是什么

习惯实际上是一种自动化的、稳定的、不容易改变的行为。习惯动作已经进入潜意识，不需要经过大脑思考，不需要刻意用意志去控制。一个人好习惯越多，对这个人成长越有利；相反，一个人坏习惯越多，就越阻碍这个人成功的发展。

俄国教育家乌申斯基对习惯做了一个形象的比喻，他认为"好习惯是人在神经系统中存放的资本，这个资本会不断地增长，一个人毕生都可以享用它的利息。而坏习惯是道德上无法还清的债务，这种债务能以不断增长的利息折磨人，使他最好的创举失败，并把他引到道德破产的地步。"

一个人如果养成了好的习惯，就会一辈子享受不尽它的利息；要是养成了坏习惯，就会一辈子都偿还不完它的债务。这就是习惯！我国著名教育家陈鹤琴终生在研究习惯教育，也认为"人类的动作十之八九是习惯，但是习惯不是一样的，有好有坏，习惯养得好，终身受其福，习惯养得不好，则终身受其害。"

一个勤奋惯了的学生，不用别人说，他也会自觉学习，如果外人强迫他停止学习，去打游戏机，他会觉得不习惯，甚至厌烦别人的打扰，拒绝去打游戏机。

一个懒惰惯了的学生，别人不说，他总是懒得动，被家长老师逼得没办法了，才学一点；但如果家长老师不说，外力一停，立即又不动了。

好习惯使人不由自主地去学习、去工作、去助人。为什么？回答：学惯了，不学难受；干惯了，不干难受；帮惯了，见到人有困难不帮便难受。

坏习惯使人不知不觉地、很省力地、很轻松地去拖拉，去懒惰，去干扰人。他为什么那么做，细想起来，不为什么，也不是故意的，就是拖惯了，懒惯了，干扰惯了，不干扰难受。

有这样两则寓言故事。

（1）一位没有继承人的富豪，死后将自己的一大笔遗产赠送给远房的一位亲戚，这位亲戚是一个常年靠乞讨为生的乞丐。这名接受遗产的乞丐立即身价一变，成了百万富翁。新闻记者便来采访这名幸运的乞丐："继承了遗产之后，你想做的第一件事是什么？"乞丐回答说："我要买一只好一点的碗和一根结实的木棍，这样我以后出去讨饭时方便一些。"

（2）从前有一个人非常贫穷，一个好心人有心帮他致富，就送给他一头牛，嘱咐他好好开荒，等春天来了撒上种子，秋天就可以远离那个"穷"字了。

这个人满怀希望地开始奋斗。牛要吃草，人要吃饭，日子比以前还难。他想：不如把牛卖了，买几只羊，先杀一只吃，其余的还可以生小羊，长大了拿去卖，可以赚更多的钱。

他的计划如愿以偿，只是吃了一只羊之后，小羊迟迟没有生下来，日子艰难，忍不住又吃了一只羊。于是他想：不如把羊卖了，再买鸡，鸡生蛋的速度要快些，鸡蛋可以立即赚钱。

这个人卖羊买鸡后，日子并没有改变，于是又忍不住杀鸡，杀到只剩最后一只鸡时，他的理想彻底崩溃，他想：致富是无望了，还不如把鸡卖了，打一壶酒，三杯下肚，万事不愁。

春天来了，那个好心人兴致勃勃地来送种子，竟然发现他所帮助的人正在就着咸菜喝酒，牛早就没有了，房子里依然一贫如洗。

第一则寓言中的乞丐，养成了乞讨的习惯，骤然有了钱，却改变不了他固有的思维；第二则寓言中的穷人，养成了好吃懒做和得过且过的习惯，就算给了他致富的机会，他也抓不住。通过这两则寓言故事，我们可以看出，习惯对人有着巨大的影响，因为它是在不知不觉中，一贯地、经年累月地影响着人的行为，左右着人的成败。

二、习惯是怎样形成的

行为心理学研究表明：21 天以上的重复会形成习惯，90 天的重复会形成稳定的习惯。即同一个动作，重复 21 天，会形成习惯性的动作；同样的道理，任何一个想法，重复 21 次，会形成习惯性想法。所以一个观念如果被别人或自己验证了 21 次，它一定已经变成了一种信念。习惯的形成大致分以下三个阶段。

（1）第一阶段：1～7 天。此阶段的特征是"刻意，不自然"。你需要十分刻意地提醒自己改变，而你也会觉得有些不自然、不舒服。

（2）第二阶段：7～21 天。不要放弃第一阶段的努力，继续重复，跨入第二阶段。此阶段的特征是"刻意，自然"。你已经觉得比较自然，比较舒服了，但是一不留意，你还会恢复到从前。因此，还需要提醒自己可以改变。

（3）第三阶段：21～90 天。此阶段的特征是"不经意，自然"，其实就是习惯。这一阶段被称为"习惯性的稳定期"。一旦跨入此阶段，一个人已经完成了自我改造，这项习惯就成为他生命中的一个有机部分，它会自然地不停地为人们"效劳"。

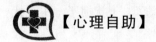

【心理自助】

行为　习惯　性格　命运

美国心理学家威廉·詹姆士说："播下一个行动，收获一种习惯；播下一种习惯，收获一种性格；播下一种性格，收获一种命运。"这就是说：习惯可以决定一个人一生的命运。

1998年1月18日至21日，75位诺贝尔奖获得者聚首巴黎，会议期间有人问其中一位："你在哪所大学学到了你认为最重要的东西？"出人意料的是这位白发苍苍的老人回答："幼儿园！""幼儿园学到什么？"回答："把自己的东西分一半给小伙伴，不是自己的东西不拿，东西要放回原处，做错了事情要表示歉意，午后要休息，要仔细观察大自然，我学到的东西就这些。"

各位同学，你们是否觉得这位老人回答得太简单了？细细分析，却不那么简单。

"东西放整齐"——给一生带来高效率，一切用品放置井然有序，想找一本书，想找一个用品随手拿来，不浪费一秒钟，效率自然是高的，每年如此、每天如此，人生这部汽车肯定跑在众人之前，从而达到诺贝尔的目标。

"把自己的东西分一半给朋友"——这是多么宽阔的胸怀呀，自己的研究成果，自己的发现，能让同事分享，他的人际关系肯定好。

"做错了事表示歉意"——人非圣贤，孰能无过，有过改之，并向受害者表示歉意，真诚实在，这样处事的态度谁还会因为你的一点过失而不依不饶呢？这种知过就改的习惯和品格，必然带来谦逊、和善的情怀，虚心学习他人之长，不专横不固执，永远虚怀若谷，一生不断吸取营养，完善自我，同时也是善解人意，宽以待人的人。许多人人际关系不好，就是唯我独尊、死不认错造成的，当真理和虚荣矛盾时，好多人要虚荣而不要真理。心里知道错了，嘴上却不道歉，这样的人在人际关系中很难得到尊重，上下级关系中不会让人心悦诚服，师生关系中常常遭受学生鄙视，所以这位诺贝尔奖的获得者说是得益于幼儿园的这些好习惯，我深信无疑。正所谓"三岁看大，七岁看老"，这也就不难解释幼儿教育在我国教育体系中的地位了。

"午饭后要休息，仔细观察周围的大自然"——这决定了他生活规律、身体健康、精力充沛。

也正如哲学家培根所言："习惯真是一种顽强而巨大的力量，它可以主宰人的一生"。不是吗？从你早晨一睁眼开始，习惯性的行为就伴你左右，比如你可以边打瞌睡边刷牙洗脸，那是因为这些程序已经固定下来成为你的习惯了，一个习惯左手刷牙的人偶尔因为左手受伤换成右手他会感到很别扭；教室刚换了座位，早晨到校许多人都会跑错位置，那是因为你已经习惯了以前的位置了，不过没事儿，过几天你就习惯了，可见习惯是下意识，是无需意识控制的。一个具有良好饮食习惯的人，疾病就会绕道而行；一个具有良好思维习惯的人，必然会聪慧过人；一个具有良好行为习惯的人，处处受人尊敬。那些随地吐痰、出口成"脏"、课堂好做小动作、不惜时、不守信的人我想大部分不是恶意的，更多的原因是习惯不好。如果你已经意识到了就要强迫自己改正，开始肯定不习惯，坚持到习惯成了自然了，离你的美好未来也就不远了。

今日的习惯，决定明天的你们。习惯于主动打扫卫生，将形成热爱劳动的习惯；习惯于说声"谢谢""你好""对不起"，将形成以礼待人的好习惯；习惯于每天坚持锻炼，将形成健美的体魄；同学交往中习惯于理解、宽容，便能化干戈为玉帛；习惯于去用心观察，才能形成好的观察能力；习惯于提前预习、课后复习，才能形成高效的学习方法……

在实现成功的过程中，除了要不断地激发自己的成功欲望，还应该搭上良好习惯这一成功的快车，才能实现自己的目标。

请相信，中职三年形成的良好习惯，必将受益终身。那么还等什么？从现在开始形成让你成就未来的好习惯吧！

好习惯靠平时养成

从前有个小和尚，出家不久就觉得整天清扫院落、熬粥做饭、外出化缘没什么意思，便请求师父教他点儿技术。师父说："那你就学剃光头吧！"他告诉小和尚，剃光头不是件容易的事。刮重了，要刮出血来；刮轻了，头发刮不下来。小和尚非常有信心地说："徒儿听懂了，一定按师父的要求做。"老和尚让他先拿冬瓜练习。小和尚每天从早到晚，废寝忘食地练，技艺越来越有长进了。就是有个习惯不好，他每次刮完后，总是将剃刀"嚓"地插在冬瓜上。师父叫小和尚别这样做，告诉他这种习惯不好。可是小和尚不以为然，想：这不是练习吗？又不是真人的脑袋！每次背着老和尚，他还是这么做。后来小和尚的手艺越来越高。一天，师傅叫他给剃头，小和尚剃得又快又好。俗话说习惯成自然，当他剃完要去取水给老和尚洗头时，便顺手将刮刀"嚓"地一下插了下去，师傅"哎呀"一声，小和尚猛然惊醒：这不再是冬瓜了！悔不该当初不听老和尚的话呀！看着师傅满头流血的痛苦样子，小和尚哭了。

要想不犯大错误，就应该在平时多注意自己不好的习惯，把他改掉。小的毛病不改掉，慢慢地就会形成大的错误，恶习成性，早晚会出问题的。好学是好事，我们在平时应养成良好的习惯，等要做什么事时，就可以有顺序地去做，良好的习惯是做事的前提，平时的练习很重要，好习惯是靠平时养成的。

第四单元
学 会 学 习

　　谁不曾十年寒窗、秉烛夜读？谁不晓得"少壮不努力，老大徒伤悲"的道理？是的，刻苦读书的场景每一个同学都亲历过。现在，那份学习的激情、那种积极向上的学习心态、那如"悬梁刺股"般的学习意志力，如"囊萤映雪"般对学习时间的珍惜，是否仍然是你生活的主流？

　　"态度就是竞争力。"没有什么不同，没有什么做不到。毫无疑问，学习是我们生活的支柱，只有学习才能使我们的心灵真正充实和快乐，只有学习才能使我们成熟和提高。消极的态度不利于学习和成长。我们应该在了解自己面对学习挫折的态度的基础上进一步改善自我，端正自己的学习态度，让积极、乐观如影相随！珍惜每一分每一秒，有志者、学竟成，只要树立坚韧的意志力和坚强的自信心，希望将从这里冉冉升起。

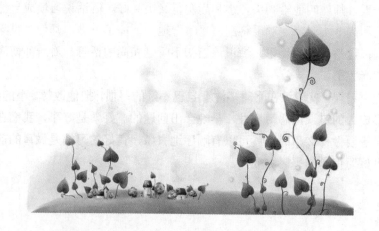

第十三课　学习知识，成就未来

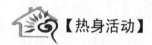【热身活动】

10根变9根

　　有10根相等间隔的平行线，不再添减加线，怎样使其变成9根？

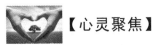 【心灵聚焦】

海伦凯勒的故事

美国盲聋女作家、教育家海伦·凯勒一岁半时因病丧失了视觉和听力，这对于一般人来说是不可想象、不可忍受的痛苦。然而海伦并没有向命运屈服。在沙利文老师的教育、帮助下，她凭坚强的毅力战胜了病残，学会了讲话，用手指"听话"并掌握了5种文字。24岁时，她以优异的成绩毕业于著名的哈佛大学拉德克利夫女子学院。以后她把毕生的精力投入到为世界盲人、聋人谋利益的事业中，曾受到许多国家政府、人民的赞誉和嘉奖。1959年，联合国曾发起"海伦·凯勒"运动。她写的自传作品《我生活的故事》，成为英语文学的经典作品，被翻译成多种文字广泛发行。后来凯勒成了卓越的社会改革家，到美国各地，到欧洲、亚洲发表演说，为盲人、聋哑人筹集资金。"二战"期间，又访问多所医院，慰问失明士兵，她的精神受人们崇敬。1964年被授予美国公民最高荣誉——总统自由勋章，次年又被推选为世界十名杰出妇女之一。

海伦幼年得病致残后，变得愚昧而暴戾，几乎成了无可救药的废物，但后来她却成为一个有文化修养的大学生，这确实是个奇迹。可以说这个奇迹是海伦和她的老师安妮莎莉文通过不断学习而创造出的结果。

 【活动体验】

活动一　案例讨论

我是胶南市职业中专99级机电专业毕业生，转瞬间工作十余年了，我从一个懵懂学子成长为一名优秀的技术人员。

到中集工作三年以后，在我不断学习努力下，参与新研发的产品，订单遍及荷兰、美国、德国、日本等国，公司利润越来越高。我的荣誉也随之而来："每月之星""先进工作者""创新奖""节约奖"……心里很有成就感。后来，公司需要一名质控人员，我以第三名的成绩通过了笔试，而后的面试，因为我熟悉公司产品，看图纸能力强，以及平时工作中的优秀表现，最终以绝对优势顺利通过。公司不断发展壮大，对技术人才的要求也越来越高，所以我一定要以更加积极的心态，不断学习，丰富自己的学识和能力，抓住机遇，一步一步实现自己的理想。

可是回想以前在校园时，我总是感觉学习很乏味，憧憬社会的美好，想早日离开学校去社会上闯荡。所以老师讲的知识和道理，我听不进去，耽误了最佳学习时间，浪费了大好青春。当我踏上工作岗位、面对激烈竞争时，才发现自己一点优势也没有，甚至对工作一窍不通，这时才真正感觉到知识的重要。没有知识和技能，当然只能干最脏最累体力活，心里一片惘然，付了很多"学费"，后悔为什么在校时不多学一点。社会是美好的，但它只属于有知识有能力的人，没有知识和能力只能被淘汰。

（1）请问上面的案例给你的启示是什么？

_____

（2）请认真思考，目前自己的学习状态是怎样的？

_____

（3）针对自己的学习状态，你打算采取什么措施？

_____

活动二　交流讨论

英国大文豪萧伯纳做过一个著名的比喻："倘若你有一个苹果，我也有一个苹果，那么你和我交换后仍然各有一个苹果。但是，假若你有一种思想，我也有一种思想，而我们彼此交流这些思想，那么我们每个人将各有两种思想。"

请同学们互相交流成功的学习经验或失败的教训。

（1）成功的学习经验

_____

（2）失败的学习教训

活动三　学习心理测验

通过下面的趣味心理测试，我们将更加全面地认识自我，正视在不同智能类型上存在的差异。善待这些差异，树立信心，开发潜力。

多元智能类型检测表

请你在符合自己智能表现的项目前打"∨"，然后统计这种智能类型的符合项数。

一、语言智能：有关阅读、说话、写作、写字的能力

（　）1. 我的写作能力比同龄人要好一些。

（　）2. 我常讲故事给别人听。

（　）3. 我很快就能记住人名、地点、日期和发生的事情。

（　）4. 我喜欢玩文字接龙、猜谜语游戏或填字游戏。

（　　）5．我喜欢看书。

（　　）6．我不会写错字。

（　　）7．我很会用语言和别人沟通。

（　　）8．我很会编故事。

（　　）9．我写过一些文章，能得到他人的注意和赞赏，这使我很自豪。

（　　）10．我能说服别人同意我的想法。

二、逻辑数学智能：有关自然科学、数学的能力

（　　）1．我的心算能力很好。

（　　）2．我喜欢数学课或自然课。

（　　）3．我对数学游戏或电脑感兴趣。

（　　）4．我喜欢做一些逻辑推理或智力挑战的难题。

（　　）5．我喜欢把事物分类或分等级。

（　　）6．我比同龄人更会进行抽象思考。

（　　）7．我比同龄人了解事物的因果关系。

（　　）8．我喜欢对事物提出假设，再想办法证明对不对。

（　　）9．我喜欢寻找事物的规律、形式及逻辑顺序。

（　　）10．我崇拜很多科学家。

三、视觉空间智能：有关美术、劳作、雕塑的能力

（　　）1．当我闭上眼睛时，我可以在脑子里想象出清晰的影像。

（　　）2．我喜欢看有很多图解的阅读材料。

（　　）3．我喜欢图画、劳作或雕塑。

（　　）4．我爱看电影。

（　　）5．我喜欢玩拼图、走迷宫。

（　　）6．我爱看美术作品。

（　　）7．我喜欢随手涂画，拿笔画画。

（　　）8．我认识道路的能力很棒，即使在陌生的地方也很容易找到路。

（　　）9．我能用简单的图，说明去某一个地点要怎么走。

（　　）10．我能适当地搭配颜色，让人觉得好看。

四、身体运动智能：有关运动、舞蹈、戏剧、操作的能力

（　　）1．我坐不了多久，就想起来活动。

（　　）2．我喜欢缝纫、编制、雕刻、木工或做模型等需要动手的活动。

（　　）3．我喜欢拆开物品或组装物品。

（　　）4．学习新事物时，我常利用触摸、操作的方法。

（　　）5．我喜欢跳舞。

（　　）6．我的动作比同龄人更协调。

（　　）7．动手做能让我学得更快、更好。

（　）8．我最好的想法常出现在我走路、跑步或做一些肢体活动时。

（　）9．我常喜欢在户外活动。

（　）10．我与人谈话时，常用手势或肢体语言。

五、内省智能：有关沉思、反省、了解自己的能力

（　）1．我常常静下来，想一想自己所遇到的问题。

（　）2．我从各种反馈渠道中，清楚了解我的优缺点。

（　）3．我清楚自己喜欢什么，不喜欢什么。

（　）4．我能正确说出自己的感觉。

（　）5．我不做自己完成不了的事。

（　）6．我按照自己的标准完成工作。

（　）7．我确定自己是一个有价值的人。

（　）8．我的个性独立、意志坚强，不依赖别人。

（　）9．我喜欢接近大自然，不喜欢热闹的人群。

（　）10．我经常思考我的重要人生目标。

根据自己回答的情况进行统计，在五个项目中哪个符合项数较高则说明你的这种智能占优势，可能很适合于进行与此种智能类型相关的学习和工作。

【心理宝典】

一、什么是学习

学习的概念有广义和狭义之分。广义的学习是指人和动物共有的学习，是人类和其他动物在生活过程中获得稳定持续的个体行为经验的过程。

狭义的学习是指人类的学习，是人在社会实践中，以语言为中介，自觉、主动地掌握社会和个体经验的过程。

学生的学习是人类学习的一种特殊形式，具有以下几个特点。

（1）学生的学习过程是掌握间接经验的过程。学生主要是学习前人总结的知识、经验和理论等，同时补充感性的经验。

（2）学生的学习是在教师有目的、有计划、有组织的指导下进行的，是在有限的时间内，采用科学、高效的方法掌握人的知识经验并构建自己的认知结构的过程。

（3）学生的学习是一个主动建构的过程。学生是学习的主体，学生学习的成效受学习动机、方法、兴趣、智力与非智力因素的制约。

二、学习的重要性

学习是用来明智的，是用来开阔眼界的。你学到的具体知识在将来不一定有用，但是可以使你明白很多道理，成为一个有积淀有智慧的人。假如没有知识，你看待世界的眼界就会很窄。

1. 学习是快乐、是享受

曾经看到一位贫困县的文科状元在接受采访时说过这样一句朴素的话：家里穷，从乡下来到县城，为的就是读书，不论什么时候，对我而言有书读就是最快乐的事情。十年寒窗换取了巨大的回报，在攀登和追寻中找到灵感，获得自我超越，这就是最大的快乐，这是成功的快乐；当你遇到难题时，你能享受开发潜能的契机；当你遇到挫折时，你能享受启动坚韧意志力的体验；当你失败时，你也能享受那一块绊脚石带给你的苦尽甘来。

2. 不学习就灭亡

在自然界，无论是动物还是人类，为了生存和发展必须学习。为了生存下去，动物和人必须通过学习获得个体经验，这种后天习得的经验可适应环境的变化，与先天本能相比，其意义非常重大。人和自然界的很多动物（如狮子、老虎甚至麻雀）相比，天生很多方面都处于劣势，但人却成为了万物之灵，靠的就是学习。1972 年联合国教科文组织国际教育发展委员会发表著名的研究报告，名为《学会生存》，就把学习同生存直接联系在一起，可见学习对人类生存的重要性。

3. 学习是个体成熟的必由之路

大量的科学研究表明，学习将大大促进人的潜能的表现和能力的提高，如美国哈佛职业院校著名的心理学家伯顿·L·怀特对出生婴儿的眼手协调能力做过大量的实验，结果发现经过训练的婴儿，平均在 3.5 月时便能举手抓取到面前的物体，其眼手协调的程度相当于未经训练的 5 个月的婴儿的水平。有的学者研究还发现，在婴儿出生后的四五年里，除了营养条件外，缺乏适当的学习训练或教育不当，也会给脑的发展带来不利的影响，这说明了学习和训练对个体成熟的促进作用。

4. 没有学习就没有文明的延续和发展

人类文明的发展史是一代代薪火相传的历史。即前代人通过劳动和生活获得维持生存和发展的经验，不断总结、积累和提高，形成知识和技能，传给后人；后人在学习前人经验的基础上，再进一步丰富和提高，以适应时代与环境的变迁。在 21 世纪的今天，我们做到"秀才不出门，便知天下事"。让人不得不惊诧于科学技术给现实生活带来的巨大变化，不能不心悦诚服地承认学习对我们人类的文明与进步的重要作用。

三、影响学习的心理因素

影响学习的心理因素主要包括智力因素和非智力因素，它们对学习活动起着启动、导向、维持和强化作用。

1. 智力因素

智力因素主要包括观察力、注意力、记忆力、想象力和思维力等，它影响着学习掌握知识与技能的速度、深度和灵活性，它是决定学生学习成效的根本因素。

（1）观察力：是指通过感觉器官有目的、有计划地感知客观事物的能力，如通过观察桌子，了解桌子的属性。

（2）注意力：是指人的心理活动的指向和集中于某种事物的能力，如长时间全神贯注地做每一件事。

（3）记忆力：是指识记、保持和再现客观事物所反映信息的能力，如背诵英语单词。

（4）想象力：是指在已有形象基础上，在头脑中创造新形象的能力，如依据文学作品的文字想象出某一人物的形象。

（5）思维力：是指人脑对客观事物间接地、概括的反应能力。当人们在学会观察事物之后，会逐渐把各种不同的物品、事件和经验分类归纳。

2. 非智力因素

非智力因素是指除智力因素之外，影响智力活动和智力发展的具有动力作用的个性心理因素。非智力因素虽然不直接参与认识的过程。却是学习活动赖以高效进行的动力因素。

根据非智力因素对心理活动的调节范围，以及学习活动直接作用的程度，可将非智力因素划分为三个不同层次。

第一层次：指学生的理想、信念和世界观等，属于最高层次，对学习活动具有广泛的制约作用和持久的影响作用。

第二层次：主要指需要、兴趣、动机、意志、情绪、性格与气质等个性心理品质、属于中间层次，对学习活动起着直接的影响。

第三层次：指学生的学习热情、求知欲望、成就动机及自制力、荣誉感等，与学习活动有直接联系，对学习产生具体的影响。

总之，学习活动是智力因素和非智力因素协同作用的结果。研究表明，在学习活动中，智力因素和非智力因素是相互制约、彼此促进的，智力的发展会促进非智力因素积极方面的发展，非智力因素的积极方面是促进智力发展和提高学习质量的强大动力。

 【心理自助】

提升自己的学习能力

一、发掘自己的潜能

1. 从自己的特长入手，发掘潜能

马克思能阅读欧洲一切国家的文字；恩格斯能说 20 种国家的语言；爱迪生做出 2000 项发明；茅盾能熟背整部《红楼梦》；史丰收心算多位数加、减、乘、除比计算器快；南京一名哑女周婷婷能背圆周率小数点后 1000 多位。科学家发现，人类储存在脑内的能量大得惊人。人平常只发挥了极小的大脑功能，要是能够发挥一大半的大脑功能。一点也不夸张地说，人类可以轻易学会 40 种语言、背诵整本百科全书，拿 12 个博士学位。人的特长往往是人某个方面潜能的表现，还有许多潜能隐藏在角落里，未被发现。

2. 增强自信心，激发潜能

俄国戏剧家斯坦尼斯拉夫斯基在排一场话剧时，女主角因故不能参加演出，他只好让他的大姐担任这个角色；可他大姐从未演过主角，自己也缺乏信心，所以排演时演得很糟，这使斯坦尼斯拉夫斯基非常不满，他很生气地说："这个戏是全戏的关键，如果女主角仍然演得这样差劲，整个戏就不能再往下排了！"这时全场寂然，屈辱的大姐久久没有说话，突然她抬起头来坚定地说:"排练!"一扫过去的自卑、羞涩、拘谨,演得非常自信、真实。斯坦尼斯拉夫斯基高兴地说:"从今天以后,我们有了一个新的大艺术家。"如果我们能多给自己一点刺激,多给自己一些积极的暗示,多一点信心、勇气、干劲,多一分胆略和毅力,就有可能使自己身上处于休眠状态的潜能发挥出来,创造出连自己也吃惊的成功来。

3. 提高实践学习能力,激发潜能

阿里克森博士认为,任何人只要经过足够的训练和努力,都可以拥有长期工作记忆的功能和由此产生的天才表现。为证实这一观点,阿里克森开始了试验,对只能记住 7 位数字的普通人训练一年,结果他们可以记住长达 80～100 位的数字。匈牙利人拉兹罗·波尔加的试验也证实了这一点。当人们普遍认为女子不宜参加激烈的国际象棋比赛时,经过严格的心理训练,波尔加夫妇成功地将其三个女儿培训成 3 个具备世界级水平的国际象棋冠军,而经过最严格训练的第三个女儿则成为历史上最年轻的国际象棋超级大师。大多数人并非命中注定不能够成功,只要发挥了足够的潜能,任何一个平凡的人,都能成就一番惊天动地的伟业。都可能成为一个新世纪的领航者。但同时我们要知道:只有实践才能激发潜能!

二、培养创新能力

当代的职校生正处在知识迅猛发展的时代,单纯地掌握知识已不能满足社会对于人才的要求,职校生还必须具备较强的探索能力和创新能力,才能适应时代发展的需要。

1. 注重多方面知识经验的积累

丰富的知识经验是创新活动的基础。职校生应通过各方面知识和经验的积累,不断开阔视野、启迪智慧,发现事物之间的差异、联系、特征及发展规律,增强创新意识。

2. 善于观察,勤于思考

观察和思考是提高职校生创新能力的重要前提。在日常生活中,职校生应养成善于观察、勤于思考的习惯,要善于观察生活中的细节,善于从本质和规律入手去认识事物,提升自己在普遍现象中发现问题的能力。

3. 培养问题意识

问题意识是指能够在复杂多变的事物之中发现问题的能力。职校生创新能力的根本就在于其发现问题和提出问题的能力。

三、培养学习的意志与毅力

坚强的意志和毅力,是人们事业成功的重要保证。同样,在学习上如果缺少坚强的意志和毅力,是不可能有所成就的。在现实中我们发现,许多同学学习学不好,原因不是智力低下,而是由于意志品质薄弱。这已经成为目前中学生中存在的突出问题。不过,幸而意志和毅力不是天生的,它可以靠后天锻炼培养而获得。

1. 从小事做起,从现在开始

每个人几乎都有惰性。惰性是削弱自己意志、摧毁毅力的蛀虫,是培养意志的大敌。谁能战胜惰性,谁就能在克服惰性的过程中,磨砺出坚强的意志来。如果你爱睡懒觉,那就从明天早上开始坚持按时起床;如果你有"今日事,等明天"的习惯,那就把"今日事,今日毕"作为座右铭，而且说到做到；如果你缺少看书的习惯，那就每天强迫自己读一小时书，不看完就不睡觉，如此等等，都是磨砺意志的行动。

2. 拒绝不良诱惑

在我们的生活中有各种各样的诱惑，每个人难免都会碰上这种或那种诱惑，如上网、吸烟、酗酒，甚至打架斗殴。能否自觉拒绝不良诱惑，远离形形色色不健康的东西，是对每个人意志的考验，同时也是培养良好道德品质和磨砺坚强意志的重要一环。

3. 持之以恒，善始善终

俄罗斯伟大作家列夫·托尔斯泰的代表作之一《战争与和平》，长达120万字，曾经七易其稿；另一部长篇小说《复活》，前后写了十年才定稿。托尔斯泰在青年时期曾一度沉湎于奢华和挥霍，荒废了学业，还留过级。后来，他决心同自己的意志软弱作斗争，制订了《发展意志守则》，"使肉体的需要完全接受意志的鼓励"，他强迫自己完成每天该完成的工作，坚持每天记日记，并重读以前的日记，用来进行自我监督，终于锻炼出坚强的意志。"善始容易，善终难"。意志力的锻炼特别需要持之以恒、善始善终。大凡获得成功的人，都是多年如一日、专心致志、坚忍不拔的人。

4. 要有明确的目标和计划

在确定目标之后，为了实现既定目标，就需要制订切实可行的行动计划。计划有远期与近期之分。不论是近期计划还是远期计划的实现，都需要有意志和毅力。例如，可能因为患感冒耽误了执行计划；或许是一连几天有令人喜爱的电视节目，放松了学习。于是，就需要靠意志的力量，才能把计划规定的目标和任务，一步步地加以实现和完成，而不至于半途而废。所以，明确的目标和严格地执行计划，是培养意志品质的好方法。

5. 做有意义的事

在生活中，许多有意义的事情并不令人感兴趣。对于社会、集体和自己进步有意义的事情，即使缺乏兴趣，也不要回避，而应该强迫自己积极地去做好，因为这恰恰是考验和锻炼意志的好机会。有许多事情往往要在做了之后，尝到了成功的滋味，才能体会到它的意义，才会产生兴趣。

学习能力是一个人必备的素质，一个现在有能力的人，无论他是博士、硕士，还是高级工程师，如果不注重学习，也会落后，变成一个"能力弱"的人；而一个暂时能力不是很强的人，只要坚持学习，善于学习，一定会成为一个能力出众的人。

第十四课　态度决定一切

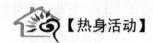【热身活动】

"雨点变奏曲"

1. 想象一下，我们发出的声音和下雨会不会有许多类似的地方？

（1）"小雨"——手指互相敲击　　（2）"中雨"——两手轮拍大腿

（3）"大雨"——大力鼓掌　　　　　（4）"暴雨"——跺脚

2．跟随老师的指令做："让我们用声音来描绘一曲《雨点变奏曲》。现在开始下小雨，小雨变成中雨，中雨变成大雨，大雨变成暴雨，暴雨变成大雨，大雨变成中雨，又渐渐变成小雨……"

 【心灵聚焦】

故事一　十年前后

十年前：

三个工人在砌一堵墙。有人过来问他们："你们在干什么？"

第一个人没好气地说："没看见吗？砌墙！这可真是累人哪！"

第二个人抬头苦笑着说："我们在盖一栋高楼。不过这份工作可真是不轻松啊……"

第三个人满面笑容开心地说："我们正在建设一座新城市。我们现在所盖的这幢大楼未来将成为城市的标志性建筑之一！想想能够参与这样一个工程，真是令人兴奋。"

十年后：

第一个人依然在砌墙；第二个人坐在办公室里画图纸——他成了工程师；第三个人，是前两个人的老板。

故事二　青蛙攀爬比赛

从前，有一群青蛙组织了一场攀爬比赛，比赛的终点是一个非常高的铁塔的塔顶。一大群青蛙围着铁塔看比赛，给它们加油，比赛开始了。

老实说，群蛙中没有谁相信这些小小的青蛙会到达塔顶，它们都在议论："这太难了！它们肯定到不了塔顶！""它们绝不可能成功的，塔太高了！"听到这些，一只接一只的青蛙开始泄气了，只有那些情绪高涨的还在往上爬。群蛙继续喊着："这太难了！没有谁能爬上顶的！"

越来越多的青蛙累坏了，退出了比赛。但有一只却还在越爬越高，一点没有放弃的意思。最后，其他的青蛙都退出了比赛，只剩下它，它费了很大的劲，终于成为唯一一只到达塔顶的胜利者。很自然，其他所有的青蛙都想知道它是怎么成功的，有一只青蛙跑上前去问那只胜利者它哪来那么大的力气爬完全程。

它发现这只青蛙是个聋子！

上面两个故事告诉我们：只有确定明确的奋斗目标，并有一颗为之奋斗，不怕挫折的决心，勇往直前，才能到达成功的彼岸。

更重要的是：当有人告诉你，你的梦想不可能成真时，你要变成"聋子"，对此充耳不闻！要坚信我一定能做到！

 【活动体验】

活动　计算游戏——什么才是100%？

很多人认为，让生活变得美好、让人获得成功的因素主要有：努力工作、知识、爱情、好运、金钱、领导能力、态度……

我们来列出这些词语对应的单词：

Hard Work、Knowledge、Love、Luck、Money、Leadership、Attitude…

我们一起计算：

如果令 A、B、C…X、Y、Z

分别对应 1、2、3…24、25、26 的百分数，即

A	B	C	D	E	F	G	H	I	J	K	L	M
1	2	3	4	5	6	7	8	9	10	11	12	13
N	O	P	Q	R	S	T	U	V	W	X	Y	Z
14	15	16	17	18	19	20	21	22	23	24	25	26

那么

Hard Work（努力工作）

H＋A＋R＋D＋W＋O＋R＋K＝8＋1＋18＋4＋23＋15＋18＋11＝98%

Knowledge（知识）

K＋N＋O＋W＋L＋E＋D＋G＋E＝11＋14＋15＋23＋12＋5＋4＋7＋5＝96%

Love（爱情）

L＋O＋V＋E＝12＋15＋22＋5＝54%

Luck（好运）

L＋U＋C＋K＝12＋21＋3＋11＝47%

Money（金钱）

M＋O＋N＋E＋Y＝13＋15＋14＋5＋25＝72%

Leadership（领导能力）

L＋E＋A＋D＋E＋R＋S＋H＋I＋P＝12＋5＋1＋4＋5＋18＋19＋9＋16＝89%

这些都不可能让人达到 100% 的成功和满足，

那么，到底什么能达成 100% 的圆满呢？

我们对待学习、生活的态度能够使我们的生活变得完美，成功率达到 100%，即 Attitude（态度）

A＋T＋T＋I＋T＋U＋D＋E＝1＋20＋20＋9＋20＋21＋4＋5＝100%

感悟：

（1）想一想，你最不爱学的科目是什么？是不是非学不可，不学就不行呢？

_____

_____

（2）在学着你最头疼的科目时，你心里的感受是什么？

_____

（3）如果你好好学这门课程会有什么结果？如果扔了不学又会有什么结果？

学了会_____不学会_____

（4）当你伴着好心情学这门课程，结果又会怎样？

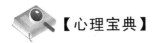【心理宝典】

确定良好的态度

一、学习态度

学生的学习态度，包括对待课程学习的态度、对待学习材料的态度以及对待教师、学校的态度等。学习态度对于我们职专生的作用是非常大的。很多同学认为，在职业学校读书，学习态度根本就不重要，其实这种观点是不正确的。

首先，学习态度影响着学生的学习效果，这一观点早已被许多实验研究所证明。心理学家麦独孤和史密斯（W.Mac Douqai 和 W.smith）早在 1919 年就在一项实验中发现，积极的学习态度对学习速度有促进作用。

其次，学习态度也调节着学生的学习行为，这表现在为自己选择适合的学习对象和学习环境，实验证明：选择的学习对象和学习环境与自己的状况越符合，学习成绩就会越好。

再次，学习态度影响学生的耐受力。所谓耐受力，是指一个人受到某种挫折时，个体能经得起打击或经得起挫折的能力。有关研究和实践都证明，学生在学习中对所受挫折的耐受力，与学生的学习态度密切相关。

二、生活态度

对待生活，人们往往有两种截然不同的态度。一种人是觉得人生没意思，混一天是一天；另一种人生活每天都有新的改变，认为人生苦短，要好好把握。

同学们在生活中最头疼的莫过于早起、整内务、做操、跑操，以及严格的规章制度等等这类事情，但是越头疼，越做不好，心里越不舒服，对这些事情就越心烦。如果能够静下心来思考这些校规校纪的用意，能够体会到学校的苦心，以积极的态度去面对，那生活就会充满乐趣。生活，对每个人都差不多，当你用苦的眼光看它时，它就是苦的，当你用甜的眼光看它时，它就是甜的。

三、择业态度

我们首先应该明白，工作的目的不仅是赚薪水，同时，在工作中遇到的困难能锻炼我们的意志，新的任务能拓展我们的才能，与同事的合作能培养我们的人格，与客户的交流能训练我们的品性。从某种意义上来说，工作是为了自己。不懂得这一点，工作对于我们来说，就仅仅是养家糊口的营生，干起来就会毫无生气。

因此，我们在选择实习单位和职业的时候，应该牢记："态度就是竞争力"。因为我们会在自己的职业生涯中遇到各种问题，它们会影响我们的工作激情，但不管怎样，如果希望能找到合适的工作，获得成功事业，成就美好人生，良好的态度是不可或缺的。

【心理自助】

心理学家西·索洛维契克的实验

对于大多数职专生来说，学习也许是生活中最重要同时也是最艰巨的任务，很多同学都会常常问自己："为什么我不爱学习？我到底应该怎样学习？"大家可以看看下面这个实验，怎样用积极的学习态度提高学习兴趣，从而增强学习能力。

前苏联心理学家西·索洛维契克曾做过这样一个实验，证明了学习的积极态度，能促使学生在学习中积极思维，并从中培养起学习兴趣。实验中，同学们根据自己的学习情况选择一门不太感兴趣的课程，在每天开始上这门课或学习这门课的内容之前，完成以下几种活动。

（1）面带微笑、搓着双手，还可哼唱自己喜欢的歌曲，总之是做出摩拳擦掌、跃跃欲试的样子，而且让自己充分感觉到这一点。

（2）同时脑子里不断地想：下面的学习内容将是我能够理解的，我将高兴地学习。

（3）提醒自己：一定要努力地去学习，要比平时更细心一些，要花更多的时间。因为细心就是对学习产生热爱的源泉。

结果，实验极有效地改变了同学们以前的消极学习态度，解除了原来的苦恼，并从探索知识的过程中体验到了乐趣。参加这个实验的3000多名学生中，绝大多数都成功了，他们开始对原来最感头痛的课程产生了兴趣。而报告失败的信件只有几封。这个实验十分简单，而且一般只需持续3周左右，便可奏效。

这个实验说明，你对学习是否感兴趣，成绩是否好，跟老师、家长、同学是没有关系的，关键在于自己，在于自己对于学习的态度。大家常常会说："开心也是一天，不开心也是一天，为什么不开开心心的过呢？"道理大家都懂，但是做到的人却非常少，既然苦着脸也能学习，面带笑容也能学习，为什么不面带笑容的去学习呢？试一试，当你的嘴角开始上扬的时候，原来晦涩难懂的书本也许会变得明朗生动起来。

第十五课　快 乐 学 习

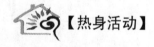**【热身活动】**

解开"莫比乌斯环"

（1）每人准备两条长50厘米，宽4厘米左右的质地稍硬的长纸条、剪刀一把。

（2）将其中的一个纸条翻转一下，粘成一个圈。

（3）另一纸条翻转两下，也粘成一个圈。

（4）把这两个圈分别用剪刀沿着两个纸环的中线横向剪开。

（5）对比看到的结果。

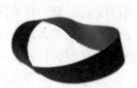

【心灵聚焦】

心理老师：

您好！

我感到很困惑。我爸爸妈妈都希望我能考上普通高中，做一个品学兼优的好学生，可是我却中考失利了，来到这所学校。爸妈为此整天说我不争气，我也恨我自己，为什么自己这么笨，什么都学不好，跟那些考上高中的同学们相比，我无地自容。坐在课桌前看书，脑子里不知道在想些什么，有时逼迫自己看书，也就一会儿管用，过不了多久就又走神了。记东西也慢，我拼命的念啊背啊，可一放下课本，就什么都记不住了。我的成绩越来越差，我该怎么办？

您的学生 晓雨

对待学习如果有善于钻研和发现的精神，就会发现学习的无穷乐趣，这样，不用家长和老师逼着我们学习，我们也会很有动力的。想要提高学习成绩，首先要改变自己对学习的态度，把学习当成是一件快乐的事情去做，逐步培养自己的学习兴趣。

【活动体验】

活动一 心灵聚焦问题讨论

心灵聚焦中晓雨同学遇到的问题有哪些？针对这些问题，给晓雨同学提一些建议。

_____

_____

_____

活动二 注意力训练游戏

注意力是记忆力的基础，保持良好的注意力，是大脑进行感知、记忆、思维等认识活动的基本条件。在我们的学习过程中，注意力是打开我们心灵的门户，而且是唯一的门户。门开得越大，我们学到的东西就越多。而一旦注意力涣散或无法集中，心灵的门户就关闭了，一切有用的知识信息都无法进入。正因为如此，法国生物学家乔治•居维叶说："天才，首先是注意力。"

要想提高注意力，一是要保证充足的睡眠，保持充沛的精力，二是要经常做一些注意力的训练。下面我们来做一个注意力训练的游戏。

看谁找得快：

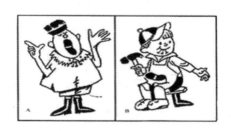

上面两个图中有 8 处相同之处，请在最短的时间内将它们全都找出来。

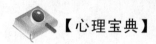

【心理宝典】

学习无助感

学习无助是指学生由于各方面的负面反馈而接受自己在学业上的失败。这些负面反馈通常包括：来自教师的负面反馈，来自负面的学校经验，来自同伴，还有来自学生自己的负反馈。如果学生的学习目标屡次受挫，他们最终会放弃这些目标而觉得无助。由此可见，这种无能感不是先天形成的，而是在后天的学习生活中逐渐产生的。学习无助感在中职生中是比较普遍存在的现象，这严重影响着中职生的发展和成长。

一、学习无助感的主要表现

1. 情绪失调、自卑、悲观等负性情绪多

由于学习上多次尝试失败，失去了耐心，学生的情绪容易变得烦躁，对引起失败的事件产生抵触情绪，进而感到悲观、失望、灰心丧气、抑郁。自卑心理严重，对自己缺乏信心。

2. 自我效能感低下

自我效能感是指个体在执行某一行为之前，对自己能够在什么水平上完成该行为所具有的信念、判断或主体自我感受。由于多次的失败，缺乏成功体验，而对自己失去了信心，学生对自己完成学习任务的能力持怀疑和不确定的态度，认为自己没有成功的能力。在制定学习目标的时候，倾向于制定较低水平的学习目标，以避免获得失败的体验。

3. 厌学、学习兴趣低下

学习兴趣是通过不断体验成功来激发和培养的。中职学生在以往的学习经历中缺乏成功的体验，在学习活动中不断产生失败感和挫折感，因此对学习就很难产生兴趣，甚至产生了厌恶感，厌学情绪严重。

二、学习无助感的成因

1. 外部因素

外部因素主要是来自周围人的消极评价。许多学生刚入学时对学习是充满热情的，渴望获取成功的经验，积极向上。 他们对事物充满了好奇，一切活动都愿意去尝试。但在遭受失败后，如果经常受到身边其他人，如家长、老师、其他同学的批评和嘲笑，缺乏鼓励和支持，就容易产生焦虑情绪，对于探求事物和学习活动产生恐惧心理，感到信心不足，导致完成任务时就显得格外困难。尤其是经历了一系列失败后的学生，进而开始怀疑自己缺少取得成功的能力。

2. 内部原因

内部原因主要来自学生对自己不正确的归因。学习无助的学生倾向于把自己学习上的失败归因于内部稳定的因素，认为自己的能力差、智力低；而把偶尔的成功归因于运气好、任务简单等不稳定的外部因素。因此无论成功或失败，都无法激起他们获取成功的动力。

学习的成败归因理论如表 4-1 所示。

表 4-1　　　　　　　　　　　　　学习的成败归因

	稳定因素	不稳定因素
内部因素	能力	努力
外部因素	任务难度	运气

三、有效的解决方案

1. 遵循记忆变化规律科学学习

德国有一位著名的心理学家名叫艾宾浩斯提出了非常有名的揭示遗忘规律的曲线——艾宾浩斯遗忘曲线，如图 4-1 所示。图中竖轴表示学习中记住的知识数量，横轴表示时间（天数），曲线表示记忆量变化的规律。

这条曲线告诉人们在学习中的遗忘是有规律的，遗忘的进程是不均衡的。不是固定的一天丢掉几个，转天又丢几个的，而是在记忆的最初阶段遗忘的速度很快，后来就逐渐减慢了，过了相当长的时间后，几乎就不再遗忘了，这就是遗忘的发展规律，即"先快后慢"的原则。观察这条遗忘曲线，你会发现学得的知识在一天后，如不抓紧复习，就只剩下原来的 25%。随着时间的推移，遗忘的速度减慢，遗忘的数量也就减少。

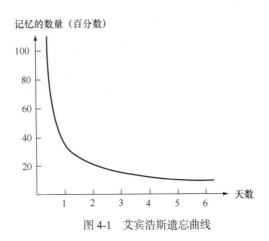

图 4-1　艾宾浩斯遗忘曲线

2. 交替分配时间学习也可以提高记忆

不要一次对同一科目或学习材料学习的时间过长，采用多学科交替学习的方式，可以有效地克服同一学习材料引起的抑制状态，有助于提高记忆效果。

3. 采用多种记忆方式

如特征记忆、歌诀记忆、形象记忆、比较记忆、联想记忆、系列记忆、位置记忆等。

4. 合理安排学习与休息

注意用脑卫生。

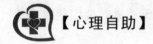【心理自助】

掌握有效的学习方法

许多中职生学习也很用功刻苦，但是学业成绩仍然不理想，导致他们对学习缺乏自信，影响心理的健康发展。其实，除了智力因素以外，他们存在的问题主要是学习方法不当，没有掌握科学、有效地学习方法，对自己的学习缺乏有效的监控。因此，同学们有必要掌握一些有效地学习方法，提高自我学习的能力。

学习方法主要包括两个方面。

第一，完善学习环节。许多中职生没有养成良好的学习习惯，课前不预习，课后不复习，课堂上不会记笔记，从而无法及时巩固所学的知识。

（1）预习可以使新旧知识联系，有利于掌握新知识；可以克服听课的盲目性，提高学习效率。

（2）上课要养成记笔记的好习惯，记笔记要有重点，要把老师板书的知识提纲、补充的课外知识、典型题目的解题步骤和课堂上没有听懂的问题记下来，供课后复习时参考。

（3）先复习后做作业，复习是巩固、消化和深化学习内容的重要环节，复习要及时，把当天学的知识记住、理解透了，然后再做作业。

（4）做作业时不要看书，不要问别人，要有时间限制，这样作业才有实际价值。

第二，提高记忆能力。选择最佳记忆时间。遗忘速度最快的是在知识获得后的几天里，记忆的关键便是在最容易遗忘的那几天里巩固复习。

提高记忆力的方法

很多同学记不住东西，并不是因为笨，而是因为没有掌握合适的记忆方法。对于不同的材料，应该采取不同的方法综合记忆。下面我们通过竞赛的形式，了解几种较好的记忆方法。

组块记忆法：这种方法适合于材料中某一部分有着共同的特点，在记忆的时候可以先给他们分一下组，再根据组来记忆。例如：

中学、后面、白色、大学

鞋子、左面、帽子、紫色

灰色、幼儿园、裤子、前面

黑色、右面、袜子、小学

意义记忆法：这种方法适合于被记忆的材料有规律可循的时候使用，可以根据材料不同的规律来记忆。

第一组：曾经有人用5秒钟时间记住了图4-2所示图形，如果能找到这些图形的规律，我们也能做到。

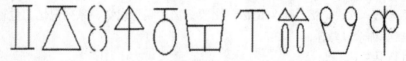

图4-2　一组图形

第二组：快速记住富士山的高度 12365

第三组：快速记住这串数字 816449362516941

联想记忆：这种方法可以通过谐音，词组，句式的方法来记忆。

第一组：清兵入关 1644 年

第二组：班超出使西域公元 73 年

第三组：圆周率小数点后 22 位数字 3.1415926535897932384626……

多感官协同记忆：只靠耳朵听的知识，3 个小时后只能记住 65%左右。只靠眼睛看的知识，3 个小时后可保持 70%左右，三天后能记住 30%左右。如果视听结合获得的知识，3 个小时后能保持 85%，三天后能保持 70%左右。我们平时的记忆要注意从眼、耳、口、手、脑多个通道下手，眼睛看着，嘴里念着，耳朵听着，手上动笔写一写，积极的动脑思考，这样才是科学的记忆，"好记性比不上烂笔头"。

在平时的学习中经常锻炼自己的注意力和记忆力，善于发现新方法，那么我们的能力和成绩都会有很大提高。

第十六课　学习新理念

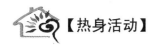【热身活动】

"一 边 倒"

（1）让每个同学伸出双手，握拳，使拳心朝向自己的胸前，当教师喊口令"一边倒"的时候，左手伸出大拇指，右手伸出小指头。

（2）教师再喊"一边倒"的时候，收回左手大拇指和右手小指头，同时伸出右手大拇指和左手小指头。

（3）如此反复，喊口令的速度不断加快，看谁坚持的最好。

【心灵聚焦】

杨德乾在校期间虽然养成了良好的学习生活习惯，但从内心里他并没感觉到这些对他今后的发展会有什么帮助。

1997 年 3 月，他被分配到青岛澳柯玛冷冻设备有限公司实习，负责冰柜的维修工作。看着一台台五颜六色的冰柜，所学专业与制冷关系并不大的他傻眼了。在师傅的鼓励和指导下，杨德乾开始了自学生涯。他搜集了大量关于制冷方面的专业书籍，开始了晚上学习，白天投入工作的状态，半年后，他就能熟练地上岗工作了。工作中，杨德乾特别注意实践积累，做了大量笔记，摸索出了一整套维修方案，被公司采纳和实施。他还获得了参加公司生产质量研讨会的资格，他以一名普通工人的身份与那些大学毕业生坐在一起讨论生产质量问题，以自学的英语与外国专家进行交流，以翔实的材料博得大家的赞同。此时的他，是那样的骄傲和自豪。

领导又把新产品样品的制作任务交给了他，他边学边干，制作的样品得到了国外客户的称赞。此后杨德乾先后被提升为总装车间主任，生产部副经理兼总装车间主任，生产部经理。

这几年，杨德乾的工资收入已经很高了，但至今他仍在进修学习、购买书籍方面花费了大量的时间和金钱。用杨德乾自己的话说，只要你充满信心，善于不断学习，勤于实践，没有干不成的事业。

杨德乾通过自己的亲身经历告诉我们：学校学习的知识仅是学习的一部分，我们必须改变传统的学习观念，不断学习新知识才能适应新时代对优秀员工的需求，只有不断积累知识，才能将其转化成一种进步的力量，在未来的发展道路上不断前进并取得成功。

 【活动体验】

活动一　现象追踪

有同学说学习真没意思，我都不知道学这些东西有什么用处。同学们的这种观点说明了什么问题？

活动二　明辨是非

观点一：有同学认为，学习就是指学校学习，毕业之后就不用学习了。

观点二：有同学认为，我是因为学习成绩不好才来上职业学校的，这一辈子就这样了，不可能再有改变，所以我也不用再努力学习了。他的观点正确吗？为什么？

观点三：有同学认为，只有进入普通高中，考上大学才叫成才，所以自己现在学不学都无所谓了。这种观点正确吗？为什么？

活动三　拓展性训练

进行一次小小社会调查。你可以走访自己的亲戚、朋友、同学及认识的人，还可以深入公司企业内部去采访员工。了解一下他们对学习的态度怎样，他们如何看待终身学习。

（1）编制一个简单问卷，设计几个问题，如"您觉得在工作中还需要学习吗？主要是哪些方面的学习？"等。

（2）分小组用编制好的问卷去深入采访和了解情况，每组3～5人。

（3）把采访的结果进行简单的统计，并得出结论。看看他们如何看待学习？

（4）开一次班级讨论会，小组汇报自己的调查结果，并与其他组进行交流和讨论，把在调查过程中遇到的有趣的事情以及自己想到的问题说出来，与大家一起探讨和分享。

为了做到终身学习，我们现在该怎么办？

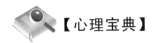【心理宝典】

终身学习的理念

目前，经济社会的发展主要呈现出三大态势：科技发展日新月异、信息呈爆炸式膨胀，经济结构和就业结构发生重大变化，人们的职业和岗位变动更加频繁。随着社会的急剧变化，知识更新的速度加快，我们在学校获得的知识已远远不能适应职业生涯的需要。现代科学技术的更新周期缩短并渗透到社会生活的各个方面，职业技术含量不断增加。这一切新的变化，要求我们必须终生不断地进行学习，才能有效地从事知识社会的劳动。可以这么说，学习已不仅仅是一种修养，更是我们生存的基本手段，我们如果放松了学习，在社会中就会失去"核心"竞争力，甚至被社会淘汰。

终身学习相对于传统学习而言，是教育观念上的根本变革。传统的观点把人生分为两个阶段，前半生学习受教育，后半生工作，因此常常把学校教育看成是学习的全部。终身学习思想则认为，学习并不随学校学习的结束而结束，人从生到死都必须不断学习，即学习应该是贯穿于"从摇篮到坟墓的生命全过程"。从时间上讲，与人的生命共始终；从空间上讲，与人的所有方面都有联系，学习不仅是学校围墙里、教室中的活动，而且存在于社会多层次、多部门的各种活动之中，终身学习包括了学校学习、社会学习、一切场合（工作场所和社会生活等）的正规学习和非正规学习。

终身学习的目的，不仅是掌握知识，更重要的是学会学习，增强创造力；学习主体也没有资格限制，任何人都是这个学习体系中的一员；在时间和范围上包括一个人一生中所进行的任何形式的学习。社会在总体上将会用能力取代知识，用需要取代文凭，为终身学习提供广阔的舞台。

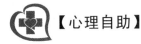【心理自助】

为什么要学习

你有没有过这样的疑问："我为什么要学习代数，我想成为律师！"或者"谁会对凯撒大帝感兴趣，我想成为会计师！"

当你离开学校以后，你也许永远都不用懂什么是二元二次方程式或恺撒大帝了。但上学除了学习以外，还包括找到你对学习什么感兴趣，从学习多样科目（地理、物理、计算机、数学、语言学等）中找出你喜欢什么和不喜欢什么，这样对你将来有帮助。（你觉得合理吗？）

学习怎样做事。也许你讨厌数学，但是你用来解决方程式和几何问题的逻辑思维也可以用来解决你生命中遇到的难题。我们说的是学习可以磨练和武装你的脑袋（就好像短跑选手用举重来锻炼身体，你利用思考来锻炼头脑）。

加强自信。你也许在学校学习法语，而你根本不需要说法语。但是，这样你便能证明你是有能力学习语言的。或者有一天你得到一份在里约热内卢的工作，那时你就可以对自己说："我可以胜任这份工作。我以前的法语课只差一点儿便及格了！现在我也可以学点儿葡萄牙语。"

你或者会想："如果学校的功课不是那么难、那么深的话，我会很快乐的！"错！你才不会呢！

假想我是你的数学老师。如果我对你说："今天我们来做一些轻松的数学题，你一定会喜欢的。这就是今天的题目，你有 3 个小时的时间去找出答案。"然后，我在黑板上写上：$2+3=?$ 你会说："这简直是在侮辱我的智力！赶走这笨蛋老师吧，给我一点儿挑战！"

挑战使生活刺激。在任何地方我们都看到人们在挑战自己。这是我们玩"任天堂"和其他计算机游戏的原因。这些游戏都是高难度的。我们想要挑战自己，就需要向更高难度进军。

回想一下你学会系鞋带时有多高兴，学会骑自行车的那一天你有多自豪，你没有改变！你在解决了问题时是最快乐的。那时候你便看到自己有多少本事。

不要再假想我们希望生活变得很容易。当事情变得太容易时，我们便会觉得沉闷而离开，去寻找新的挑战。

第五单元
情绪情感

伴随着青春的脚步，我们长大了，我们的青春也随之苏醒了。青春让我们激情似火，青春让我们有难以应对的困惑，青春就像一杯浓咖啡，虽可以使人精神为之振奋，但不免有丝丝的苦涩。我们的心不再单纯，因为，心中多了许多不为人知的秘密；我们渴望与异性交流，却尝到了似苦又甜的感觉。偶像崇拜，本是一种心态，是心有所属的精神寄托。因为冲动，我们容易遭遇挫折；因为敏感，我们的情绪也开始变得五颜六色。花开应有时，请珍惜人生最美好的情感，真诚面对成长过程中的每一个选择。

我们得到幸福与成功，友谊与爱情，不是因为我们防卫的姿态，而是源于身心的开放。敞开心扉吧！请愉悦接纳身边的人和事，给别人一次机会，给自己一份好心情。让我们真诚把握青春，让青春绽放四季，让青春定格为人生中最美好的时光。

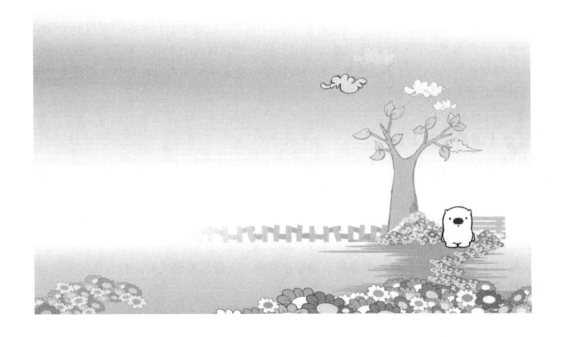

第十七课 情 绪ＡＢＣ

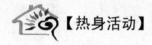

【热身活动】

"快乐木头人"

1. 前后桌组成一个四人小组，围坐在一起，眼睛看着对面组员。

2. 老师喊口令"一、二、三，木头人不许说话不许动"，老师正在喊口令时大家可以任意做动作或表情，喊完口令后，就变成木头人不能动了。

3. 看谁先笑或者先动。先动的同学要负责把你的其他组员从"木头人的状态"中解救出来，引他发笑。

【心灵聚焦】

文丽自述

"生活中很多事情都会让我感到苦恼，情绪总是不稳定。平时，和同学一起聊天的时候，兴高采烈的，可是如果谁说了一句不中听的话，我的情绪就马上低沉下去，心里很不痛快。看电影、电视的时候也经常被感动得热泪盈眶，不能自抑；有时候却莫名的愤怒，恨不得把电视机砸了。和同学讨论问题的时候，往往因为激动而吵起嘴来，甚至可能动手打架，可是很快又和同学好得不得了。也许是因为这个原因，老师和同学都不太喜欢我。"

文丽是因为不能控制和调节自己的情绪而影响了自己的学习和生活，同时也对他人造成伤害，从而影响到自己的人际关系。研究证明，情绪对人的身心健康具有直接的作用，良好的情绪能促进学生的身心健康，而不良情绪会危害学生的身心健康。情绪是衡量学生心理健康的重要标准之一。

【活动体验】

活动一 情景分析

情景1 中午正去食堂打饭，一个人突然冲过来撞在你身上，饭菜洒了你一身。

情景2 当你推开宿舍的门，看见宿舍中的其他舍友正围在一起说笑，发现你进来时，声音嘎然而止，各回各的床位，而且每个人脸上都带着诡秘的笑。

情景3 当你情绪烦躁，准备拿出日记本宣泄一下自己的感受时，却发现带锁的日记本被打开了。

当上述情景发生时，你的第一反应是什么？

设想两种截然相反的处理方法，并指出该情景的结局。

活动二 情景再现

描述一件曾使自己情绪极为消极的事情，谈谈该事件发生后自己心理的影响，讲述一下自己如何走出低谷。

活动三 情绪大家帮

第一步：每位同学把自己作为"不快乐的人"，把自己不愉快的情绪写在纸上。

第二步：把全部纸条收集起来，打乱顺序，再随机发给同学。

第三步：每位同学为纸条上的情绪提供化解方案。

第四步：老师总结与大家一起讨论选择好的化解方案。

 【心理宝典】

一、情绪

情绪，实质上是一种心理状态，是人们对客观世界的一种反映形式，是人对客观事物是否符合或满足自己的需要而产生的一种感受。情绪能够影响人的方方面面。

情绪具有两极性，在受到鼓舞时往往精神振奋，情绪高涨，干劲十足；遭遇挫折时，则容易垂头丧气，情绪低落，无精打采。情绪还具有冲动性和爆发性，一旦受到某种严重刺激时就会激情爆发，难以抑制，甚至丧失理智，产生不良后果。

每个人都会有喜怒哀乐等情绪表现，只要这些表现不超出特定的范围，就是正常的，即反应和刺激程度方向符合并且反应适当。无缘无故地狂喜暴怒或长期抑郁等属于不正常的情绪。

如果不良情绪不能及时缓解，危害将是很大的，其影响也是多方面的，既可以伤害自己，也可能伤害别人。有的学生因为一点儿鸡毛蒜皮的小事，发生口角，更有甚者，伤人害命，两败俱伤，悔之晚矣。这都是不满、愤怒或痛苦等情绪得不到正当的发泄而积压造成的。了解情绪，学会调节和适当控制自己的情绪是我们值得关注的问题。

二、情绪 ABC 理论

著名心理学家艾利斯有一个著名的"ABC 情绪理论"。在 ABC 理论中，A 代表诱发事件；B 代表个体对这一事件的看法、解释及评价，即信念；C 代表继这一事件后，个体的情绪反应和行为结果。他认为，人的情绪主要来源于自己的信念以及他对生活情境的评价与解释的不同。即事情的前因（Antecedent），透过当事者对该事情的评价与解释，以及对该事情的信念（Belief）这个桥梁，最终才决定产生什么样的结果（Consequence）。

通过这样一个故事，我们来看"ABC 情绪理论"：有两个秀才一起去赶考，路上他们遇到了一支出殡的队伍。看到那一口黑乎乎的棺材，其中一个秀才心里立即"咯登"一下，凉了半截，心想：完了，真触霉头，赶考的日子居然碰到这个倒霉的棺材。于是，心情一落千丈，走进考场，那个"黑乎乎的棺材"一直挥之不去，结果文思枯竭，果然名落孙山。

另一个秀才也同时看到了，一开始心里也"咯登"了一下，但转念一想：棺材，棺材，噢！那不就是有"官"又有"财"吗？好，好兆头，看来今天我要鸿运当头了，一定高中。于是心里十分兴奋，情绪高涨，走进考场，文思如泉涌，果然一举高中。

回到家里，两人都对家人说：那"棺材"真的好灵。

第一个秀才：看到棺材（A1）——他感到自己是"触霉头"（B1）——情绪不好，文思枯竭而名落孙山（C1）。

另一个秀才：看到棺材（A2）——他认为这是"好兆头"（B2）——情绪高涨，文思如泉涌而金榜题名（C2）。

所有的一切皆验证了艾利斯的理论，也正如叔本华所言：事物的本身并不影响人，人们只受对事物看法的影响。

对某一客观事物，你是如何思考的，你就有什么样的看法；你有什么看法，就会得到什么样的结果。对事物的看法，没有绝对的对错之分。但有积极与消极之分，而且每个人都必定要为自己的看法承担最后的结果。消极思维者对事物永远都能找到消极的解释，并且总能为自己找到抱怨的借口，最终得到了消极的结果。接下来，消极的结果又会逆向强化他消极的情绪，从而又使他成为更加消极的思维者。

艾利斯理论告诉我们：真正决定事物结果的根源并非该事物的本身，而是我们自己对该事物的信念、评价与解释。即一切的根源不是事物的本身，而是有权对该事物做出不同评价的我们自己——我是一切的根源。

我们可能无法改变风向，但我们至少可以调整风帆；我们可能无法左右事情，但我们至少可以调整自己的心情。

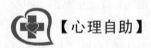 【心理自助】

如何调控自己的情绪

人总有情绪低落的时候，也许因为一个人，也许因为一件事，让人久久不能释怀。如何保持良好的情绪状态，调控不良情绪呢？不妨试着照下面的方法做做，也许会有所帮助。

一、学会达观

人生不如意事十有八九，不如意事往往会使我们情绪低落。但是，得与失有时会相互转化，任何事情都有两面，如果我们只看一面，尤其是消极的一面，那么我们怎么会轻松愉快呢？《泰坦尼克号》中把船票输给杰克的人应该庆幸，否则他输掉的就不仅仅是一张船票。一辆满载六合彩中奖者的旅游车在高速公路上出事，78 人中只有 5 人没有受伤。

可见福与祸往往是前后脚，只要我们明白这个道理，就不会为了一点点小事而大喜大悲。

二、学会转移注意力

当消极情绪发生时，应离开当时的环境，散散步，听听音乐，看看电视，翻翻画册，读读小说……这样，时过境迁，往往就能心平气和地解决问题了。

积极参加活动文娱、体育活动是转移和培养良好情绪的好办法。积极参加活动，能体验到满足感、丰富生活经验、减轻精神压力和消极情绪，可以使紧张情绪得到松弛，还可以消除忧郁。

三、学会宣泄

情感应当宣泄，但宣泄的方式必须合理，有的人不分时间、地点、场合，对引起自己不快的对象大发雷霆，甚至采取违反道德和法律的攻击行为，这种直接发泄，会引起不良后果。有的还将消极情绪胡乱发泄，迁怒于人，找替罪羊，更是不可取的。

当心中有了不平之事并引起情绪波动时，可向老师说明，或向周围的同学、亲友等倾诉，并接受他们的劝慰和帮助，通过情绪的表露和从外界得到的反馈信息，求得心理上的平衡。万不得已，在至亲好友面前大哭一场，诉说心中的委屈和痛苦，心理压力也会减轻一些。痛哭作为一种纯真的情感爆发，是一种保护性反应，可以排出体内毒素，调整内心。

如果没有合适的发泄对象，可以大吼几声，或者做一些剧烈的运动，或做深呼吸；有时，"无病呻吟"也是有好处的，可以预防疾病，具有消气、舒缓情绪的功效；也可以唱歌自乐，可在家中或野外，独自或是群体选择一些热情、奔放、高亢、激昂的歌来唱，心境自可由阴沉转为明朗。

还可以把愤怒与冲动诉诸文字。把所有被激怒的感觉写下来，不必在意修辞或文句优美与否，只是清晰地把造成不良心态的事件和环境描述出来，在纸上宣泄一下。让不良情绪宣泄出来后，会有一种释放感、轻松感。

四、学会解决

情绪发泄并不等于解决问题，我们还应该知道如何解决问题。当与人闹了矛盾时，不要把委屈和难受忍耐太久，要及时想办法处理。要勇敢地与对方开诚布公地交换意见，解开疙瘩，消除误会，不要做作、虚伪，要真实地表达自己的感受。

五、学会幽默对待情绪

用幽默法对付令人厌恶的事物，可使不快情绪荡然无存，立即变得轻松起来。一则关于歌德的故事：歌德正在一条窄得仅容一人通过的小径上散步，迎面走来一个曾经把他的作品贬得一文不值的批评家。两人都站住了，批评家傲慢地说："对一个傻子，我绝不让路！"
"我却相反。"歌德笑着站在一边。

情绪的自我调节与控制是需要学习和训练的，既要开动脑筋去领悟，又要在生活细节中耐心地练习。每个人从自己的实际出发，都会找到适合自己的情绪调节方法。

第十八课　学会积极地自我对话

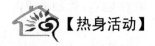
【热身活动】

"自然冥想"

双手在胸前合拢，手指对齐，然后将上部的手掌张开大约成三十度角；闭上眼睛，深呼吸，想象自己左手的五个手指比右手的五个手指高出许多。在老师的引导语下再深呼吸，再想象……然后手指合拢，慢慢睁开眼睛，你发现了什么？

【心灵聚焦】

课间，刘刚在教室里与一名男生因为一件小事吵了起来，他随手拿起一本厚厚的书朝那男生扔了过去，口中大声叫骂着……这一幕正好被新上任的班主任张老师看到。同学们都异口同声地对班主任说："他总是这样，同学们都不喜欢他，课上老师们都管不了他了，随便他怎么样吧。"在办公室里，面对张老师，刘刚大大咧咧毫不在乎，但是张老师并没有责备他。张老师心平气和地对刘刚说："为什么会是这样？是不是心中有些烦恼的事？"刘刚慢吞吞地说："我没有什么烦恼。""每个人都有自己的烦恼，我们不可能一下驱走所有的烦恼，但我们可以选择怎样去看待和消除烦恼，你说对吗？"……面对和颜悦色的老师，刘刚犹豫一会儿，打开了"话匣子"："老师，我讨厌我自己！我长得这么矮，长相也不够帅气；学习成绩不好；经常被老师批评；同学们都不喜欢我，他们看不起我。我再怎么努力也没有用。""原来是这样，所以你才这样不注意自己的形象，不认真对待自己的学习，毫不在意别人怎么评价你，上课随便插话，下课满楼乱跑，是吧？""可是你想过没有？越是这样，你越是发现自己不可爱，你就会越不喜欢自己，这像一个恶性循环，如果再这样发展下去你会不认识自己的！"张老师的一番真诚而实在的话，使刘刚那不以为然的神情慢慢消失了，不知不觉间，他的头低了下去，同时藏起了那双一直不服气的倔强的眼睛。那一刻，他开始正视自己。

在现实生活中，每个人都有弱点和不足，因此每个人都有产生自卑的可能。自卑作为一种负性情绪，是一种消极的自我评价和自我意识，是一种认为自己在某些方面不如他人，把自己的能力、品德评价过低而产生的一种消极情绪。活在自卑的阴影下，会使人自惭形秽、丧失信心，进而悲观失望，不思进取。而自卑一旦成为习惯，形成一种"我不行"的思维方式，生活中就会给自己过多地贴一些消极的自我标签，它的危害很大。现在我们来看看还有什么好的方法可以帮助我们撕开自我标签？

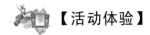 【活动体验】

认识"自我标签"

第一步：评价自己

每人拿出一张纸，撕成大约 20 张小纸条，拿出笔，在每张小纸条上写一句对自己的评价，尽可能多的写，内容不要重复。

第二步：寻找藏在纸条里的秘密——自我标签

示范：自我标签具体表现

我是一个自卑的人——我很自卑，我很胆小，我不愿与人交往，我动作很慢，我很粗心，我很容易紧张，我很内向……

我是一个多愁善感的人——

我是个很笨的人——

我是个无用的人——

……

第三步：给自我标签分类

对自己的评价可分为两类。

（1）积极的自我标签："我自信""我勇敢""我积极进取"等。

（2）消极的自我标签："我自卑""我胆小""我害羞""我不行"等。

第四步：将某些消极标签变为积极标签

举例：

（1）我长得不够漂亮／不够帅（生理标签）

积极的转换：我不漂亮但我可爱又大方；我不帅但我有个性；外表的美只是暂时的，心灵的美才是永恒的……

（2）我某门功课不行（学术标签）

积极的转换：遇到偏科的现象，要分析原因，一时的学不好不代表我以后学不好……

（3）我没有音乐、体育、艺术……细胞（特长标签）

积极的转换：我做事认真，工作负责……这些都是我的优点；兴趣是可以培养的，通过勤奋练习和不断尝试，弱项很可能变成我的强项……

（4）我害羞、我胆小（心理标签）

积极的转换：平时多抓住机会锻炼自己就可以让自己变得胆大些，主动参加学校或班级的活动……

如此转换一下，你会发现其实我们并没有那么差，我们不自信时，很可能是消极标签在作怪。换消极标签为积极标签是我们战胜自卑，增强自信的有效手段。

马上行动起来吧！查找一下自己的消极标签，并努力将它们替换成积极标签！

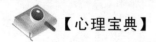

【心理宝典】

学会积极地自我对话吧！

每天从清晨醒来的那一刻起，我们就开始不断地进行自我对话。"今天天气真好，奖赏自己一天假期吧！""昨天的考试太糟糕了，从现在起我必须得发奋用功。""万一我要是没通过这次的技能考核，就别想找到一份合适的工作了。"……

尽管内容不尽相同，我们每个人自我对话的方式却是具有自身特定的规律。有些人倾向于积极自我对话的方式，肯定自己、鼓励自己，关注问题的解决；有些人却习惯消极自我对话的方式，怀疑自己、贬低自己，纠结于此无法自拔。你是属于哪种人呢？看看下面的这些自我对话，哪些偶尔在你的头脑中闪现，又有哪些长期控制着你的思维呢？

"我再也没有其他办法。"——"我应该尽量尝试从新的角度去看问题。"

"我真是没面子。"——"我要想些办法挽回面子，或者我可以在其他方面挽回面子。"

"我根本不是读书的料。"——"我的学习方法是不是有些不对，我应该请教一下老师或同学。"

"丢了工作，我的前途完了。"——"我可以重新规划自己的未来，也许有更适合自己的工作。"

"这件事情对我来说太难了。"——"我可以将这个复杂的事情分成几个步骤"；"我有什么资源可以利用呢？"

"成功的希望不大，还是放弃吧！"——"再做最后的努力，这是一次机会，我不想失去它。"

"我又失败了，我也许会一事无成。"——"除了努力，还有没有更有价值的事情可以尝试呢？"

正如你所想的，左边的句子充满了无助和绝望，我们仿佛可以看见一个深陷泥沼的可怜生命，只能任由黑暗牢牢抓住，肆意蔓延的消极情绪最终埋没了自我。然而，右边这些积极的自我对话，却像一片午后阳光温暖照耀我们的心灵，让我们看到无限的希望，赋予我们行动和前进的力量。

生活当中，挫折失败在所难免。当我们暴露在那些无法控制的外界因素之下，任何个体都会感到自己的软弱与无力。这种指向自我的消极体验无需借助理性就会自动产生，它就像是被镇压在我们心灵某个角落的小妖精，居心叵测、伺机而动，企图霸占我们的内心。意志薄弱的个体，也许一两次的挫折体验就足以把他们吓倒，"我没有""我不行""我完了"……这些消极的自我对话，使得微小的不足和暂时的失败蒙蔽了他们的眼睛，泯灭了他们的勇气。

幸而，人类还拥有坚强向上的力量。积极的自我对话能将我们从失控、无力的自我体验中拉出来，指引我们把内心的焦点转向问题的解决。在积极的自我对话中，思维不再停留于悔恨与无奈上，不再充斥着无用的抱怨与静止的反省。

积极的自我对话能够将困境置于时间中，将能力置于空间中。生命的魅力在于不断的运动与变化。不论成功还是失败，都处于时间的流逝和空间的转换之中，我们万万不能以固定不变的眼光来解释一时一地的结果。

积极的自我对话，使我们的心情豁然开朗、生活富有效率，让我们从困境中跳脱出来，摒弃那些痛苦、消极的情绪，将全部的精力和能量集中于问题的解决和潜能的发挥。现在开始，就请尝试积极的自我对话吧！

请尝试这样做

（1）请避免用"我应该""我必须""我不得不"这样的字眼。请常常用这样的开头来同自己积极地对话：

我愿意……我能……

这是一种挑战……生活就是我造就的……

我自信我能把握住……我能够……

我想要……我希望……

（2）多使用积极的自我描述，如"我专业课学得好""我的英语最近学得比较轻松""我的技能水平比较高"。

（3）每当发现自己又说否定自己的话时，大声告诫自己，不要说"我就是这样"，而是说"我曾经这样"；不要说"我不行"，而是说"只要我现在努力，是可以办到的"。

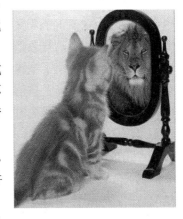

（4）所有消极的"自我标签"，都是害怕失败，回避尝试的结果。因此，你应该勇敢地找一些自己以前不愿干的，不会干的，不敢干的事，品尝一下挑战生活、挑战自我给你带来的充实和快乐。

（5）每人把选出的积极标签贴在准备好的座右铭（牌）上。在自己桌子上放一个月以上或更长时间，每天看看积极标签并大声读出来，看过一段时间之后自己身上会发生什么变化？

（6）照镜子游戏：每天早上，对照镜子，大声说出自己的至少三条优点。

【心理自助】

大象成长实验

一头大象从小就被一根不太粗的链子锁住趴在地上。刚开始，小象使劲的挣扎，可是经过无数次的努力，它都不能挣脱链子的束缚站起来。日复一日，等它慢慢长大以后，它的力量足以挣脱锁住它的链子了，然而它不再去努力。即使把一根链子或绳子放在它身上而不进行任何固定，它也不会去努力。这是为什么呢？

这个实验描述了如果头脑中形成了错误的自我定位，即便现实的自我并非如此，人也会根据这种错误的"自我定位"做出"错误的决定"。这就像很多同学给自己贴"我某某方面不行"的消极标签一样，自己就以此为"借口"而不再去努力改变自己。心理学上的概念则称之为"习得性无助"，即指人在最初的某个情境中获得无助感，那么在以后的情境中仍不能从这种关系中摆脱出来，从而将这种无助感扩散到生活中的各个领域。这种扩散了的无助感会导致个体的抑郁并对生活不抱希望。在这种感受的控制下，个体会认为自己无能为力而不做任何努力和尝试，它被认为是人类的沮丧表现之一。

人如果产生了习得性无助，就成为了一种深深的绝望和悲哀。因此，我们在学习和生活中应把自己的眼光放开阔一点，看到事件背后真正的决定因素，不要使我们自己陷入绝望当中而不能自拔！有时标签是不客观的，并不是真实的"自我"，消极标签总是低于真实的"自我"。"消极标签"更来源于自我认识与现实自我之间的差异，很多同学自己往往看不到自己的优点，反而总是把目光盯住自己的某个小缺点，并且把它放大，从而产生了"我不行"的思维模式，以后遇到事情也不去争取和尝试，错过了很多机会，从而形成了一个恶性循环。那么，现在就让我们一起来撕开这些消极的自我标签，重新认识自我吧！

只要你愿意，你就是这个样子

有一个王子，长得十分英俊，但是他却是一个驼背，他请了许多名医来医治自己的病，也没有治好。这使王子非常自卑，不愿意在大众面前露面。国王见到这种情况非常着急，专程请教一个智者，智者帮他出了一个主意。

回来后，国王请了全国的雕刻家，刻了一座王子的雕像。刻出的雕像没有驼背，后背挺得笔直，脸上充满了自信，让人一见就觉得风采照人。国王将此雕像竖立在王子的宫殿前。当王子看到这座雕像时，他心中像被大锤撞击了一下，心里产生一种强烈的震撼，竟流下了泪来，国王对他说："只要你愿意，你就是这个样子。"以后王子时时注意着要挺直后背，几个月后，见到的人都说："王子的驼背比以前好多了。"王子听到这些话，更有信心，以后更注意时时保持后背的挺直。终有一天，奇迹出现了，当王子站立时，他的后背是笔直的，与雕像一模一样。

第十九课 当青春苏醒时

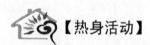【热身活动】

欣赏歌曲电影《泰坦尼克号》主题曲《My Heart Will Go On》

【心灵聚焦】

有一天晚自习课，一个同学神秘兮兮地对雷明说："喂，有一个女生找你，是女朋友吧！"

"别乱说"雷明一边否认一边匆匆走出教室。一个女生正站在教室外，身着一身素雅的连衣裙，雷明没见过她，可那女孩递上一只精制的礼品盒，上面写着：生日快乐，伊维。噢！原来是她，这是三年前雷明结识的外校笔友，他们从来没见过面。只是把友谊装在信封里。伊维说："今天下午没课，想着明天是你的生日，就这样跑来了。"二人交谈着，教室的窗口上不时冒出好奇的脸蛋，弄得他们都挺尴尬。终于，雷明说："伊维咱们别站着，干脆到教室里认识认识我们的伙伴吧"。就这样一句话救活了这段纯结的友谊。

我们正处于梦幻多变的青春期，伴随着我们身体的快速成长，我们的情感世界也变得丰富多彩，这更多地体现在男女同学交往上，所以男女生交往甚至"早恋"是同学们最敏感的话题，今天咱们就这个话题做一下探讨。

 【活动体验】

活动一　你说我说

有人说，因为有男性，女性才更加温柔；因为有女性，男性才变得更为刚强，此话不无道理。异性的相互吸引会使彼此产生进一步完善自己的要求，同时也会给双方制造一个发展各自优点的最佳环境。进入青春期的男女同学都希望自己能够成为受到异性注目和欢迎的人，并会为此尽力地改变自己、完善自己，这是一个自我发展、自我完善的最佳心理环境，也是克服自身缺点的好机会，请千万别放弃。

（女生版）写出你认为男生最吸引你的4项品质是什么？（按照重要程度排序）

_____

写出你认为男生最不让人喜欢的一些品质，并说明原因。

_____

（男生版）写出你认为女生最吸引你的4项品质。（按照重要程度排序）

_____

写出你认为女生最不让人喜欢的一些品质，并说明原因。

_____

活动二　是非辨析

下面是一些同学对"恋爱"的认识或想法，你是怎样认为的？

（1）生活太单调太空虚了，谈个朋友可丰富生活。

（2）恋爱可给自己学习或成才添点"动力"。

（3）早些恋爱，可以在遇到困难或苦恼时，从恋人那里求得慰藉和帮助。

（4）根据自己喜欢的文学作品中的人物，在现实生活中寻找自己的"白雪公主"或"白马王子"。

（5）我各方面并不比别人差，别人有男（女）朋友，我也不甘落后。

（6）现在尝试恋爱，为成年以后真正谈恋爱积累经验。

活动三　金点子行动

（1）林是我进职高认识的第一个男同学，报到那天带的东西太多，是他好心地帮我搬的，"谢谢"都没来得及说他就跑去帮别人了。

开学了，发现他就坐在我后面，而且我最头疼的数学正好是他的强项。所以我就常常问问他数学题，有时候也聊聊天，觉得刚进中职不久就能认识这样一个朋友真是不错。

可是班级同学好像对男女生关系特别敏感，没多久班上就开始传我和他关系"不一般"；一次上课的时候老师提问，我没答上来，老师就让他补充，班级里立刻一片哄闹，我尴尬极了……

其实我们只是普通朋友而已，大家却嘲讽起哄，我该怎么办？

（2）被大家起哄的情况终于渐渐好转，我也可以安心地跟他保持正常的交往。不料事情却起了变化，一天课间休息的时候他偷偷塞给我一张纸条："我其实真的很喜欢你的，晚自习之后去操场谈谈好吗？"

天哪！我对他并没有"那种"感觉，只是想跟他做普通的朋友而已，怎么会呢？好不容易解决了被大家起哄的问题，现在他又这样……其实我们只是普通朋友而已，大家却嘲讽起哄，我该怎么办？

他向我表白了，可是我只想跟他做普通朋友，我该怎么拒绝他呢？

（3）本来担心拒绝他以后会变得尴尬，好在我们都希望还能做朋友，所以很快就又像以前一样讨论题目和聊天了。

其实他真是个不错的男生，聪明开朗又乐于助人，总能给别人带来快乐，我很庆幸没有失去这样一个朋友。

可渐渐地，我发现是我自己有点不对劲了：对他的一言一行我似乎特别敏感，总是会不自觉地去关注他，又很紧张怕被他发现。

怎么会这样？……我该不会喜欢上他了吧？——我被自己的这个念头吓了一跳，不会吧？……可是，如果，我真的……他知道了会怎么想呢？……会不会连朋友都没得做了……我越想越乱，真想找个人帮我出出主意……

原来我对他真的挺有好感的，我该向他表白吗？可能会变得很尴尬，到底怎么办呢？

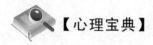【心理宝典】

异性交往的方法与技巧

一、自然就是美

在与异性交往时，谈吐要自然，既不要唯唯诺诺不敢开口，也不要口若悬河滔滔不绝；表情要自然，既不要不苟言笑过于严肃，也不要嬉皮笑脸过于随便；行为举止要自然，既不要正襟危坐机械古板，也不要因为异性的存在和加入而表现得不自在、不自然。总之，在与异性交往过程中，要问心无愧，自然大方，不必"前怕狼后怕虎"，畏首畏尾，疑虑重重。

二、把握分寸

异性交往的程度应该适可而止，既不要回避和拒绝异性交往，也不要在异性交往中过早地产生情爱；既不要与某个异性过多的单独活动，也不要拒绝异性的好心帮助；既不要说多情肉麻的话，也不要语言冰冷，伤害人心。总之，与异性交往的方式要能够让绝大多数人接受。

三、目的纯真

在交往中要以寻求纯真的同学友谊为目的。中职生在很长一段时间内的学习和生活主要是和同学们在一起的，同学之间的关系是最重要的关系之一，学会在与同学交往中寻求友谊，就是学会生存。

四、保持距离

异性同学交往时要保持一定的私人距离。所谓私人距离，是指以自己为中心四周的一小片个人空间。异性同学的交往主要是不能侵入别人的"私人领域"，更要避免在交往中的身体接触。

如何回绝别人的求爱

处于青春期的男女学生，可能会经常遇到这种情况，别人向自己表示好感，明知道这种爱不成熟，却不知道该如何回绝，导致自己苦恼不已，以下"良策"，仅供借鉴。

一、尊重对方的情感也要尊重自己的情感

如果这种爱不期而至，却不是你的心意，需委婉而真诚的向对方表达自己的心情。很多少年男女因害怕伤害对方总是找各种理由来解释搪塞，态度不明朗，结果使对方产生误解，给自己增添烦恼。坦诚地告诉对方，你自己还没有体验到这种爱，请他（她）原谅，这才是最好的拒绝。虽伤人一时，却减他长日之痛。但是要选择方式、时间和地点。不论男女，每个人的心灵都是极为脆弱的，表达自己的情感需要极大的勇气，处理不当，就会把一份美好的情感撕得粉碎，使他（她）的心灵留下深深的创伤。因此，即便你不屑于别人的情感，也要尊重别人的人格。

二、以真诚拒绝

如果你拒绝了，对方依然在表白，在等待，如果对方是你内心倾慕的，而你认为自己不太成熟，还不够资格谈恋爱，你可以告诉对方，你还小，该干的事情还很多，你还不想考虑这个问题，而且学校的纪律也不允许等。如果他真的喜欢你，就应该理解你，尊重你，爱护你。他们会被你的真诚所感动。如果他真的要等待，就随他去吧，但请他不要来打扰你的成长，等有一天你长大了，成熟了，你会找到属于你的那份感情。

如果还有人整天缠着你，你觉得个人的力量没法保证自己的"宁静"，你可以请求老师、同学和家长的帮助，让他们来帮助你。但要注意，请求帮助的目的是处理好这件事，而不是去笑话某个人，伤害某个人。当然，对一些道德品质败坏的人例外。

三、最好的拒绝是你本人的言行

如果你在交往中，大方公正，言行不暧昧，在平时学习中体现出自己远大的理想和抱负，这本身就可能是对某些人不成熟的爱的回绝，因此在与异性交往中一定注意分寸和把握好度。我们虽然反对男女"授受不亲"，但"男女有别"确实是客观事实和规律。而且友谊和爱情之间没有一条不可逾越的鸿沟。青年最容易被一种浪漫的友谊所迷惑，虽然不成熟，感情却是极为丰富的，往往容易把别人的一点点好感当成对自己的爱意。所以在交往的时候，尤其要注意自己的言行，不要过于随便。多在集体、公共场合与异性交往，尽可能地避免长时间的单独相处。对别人的一些试探性行为，要提高敏感度，如单独请你看电影、听音乐会，或给你传纸条时，要明确拒绝。

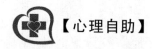【心理自助】

致恋爱者的信

伴随着成长的钟声，你一天天长大，仿佛嫩嫩的果实慢慢染上了红霞。有一种偷偷的喜悦，也伴有隐隐的不安。你慢慢地产生了爱情的需要，渴望了解它、感受它，于是有一天你终于得到了它，开始不惜一切地去追寻、去争取，而最终发现自己变了……

一、失去原有的潇洒

你自以为得到了爱情便足够了，但是你有没有感受到，正是因为你有了这份"爱情"，而失去了原有的潇洒？原来你有很多的爱好，比如画画、唱歌、看书等，可是自从你有了"爱情"，你放弃了一切，每天想的只有他（她）；原来你是那样的宽容和大度，可自从你有了爱情，每当你的恋人与另外一个异性谈笑风生时，你就醋意大发；原来你有那么多朋友，可自从你有了爱情，你的交往空间大大缩小，小得容不下第三个人；原来你是那样爱笑，可自从你有了爱情，你每天就知道发脾气，还满心委屈地说都是为了他；你不再潇洒，因为你被"爱情"抓住了手，你不再潇洒，因为你已经不再是原来的你了。

二、失去了大好的光阴

你自以为得到了爱情便足够了，但是你有没有感受到，正是因为你有了这份"爱情"，而失去了原有的大好光阴。"爱情"让你饱尝甜蜜，于是你便整日沉浸于其中，慢慢地品味、欣赏，你的心里撒满的是"爱情"的琼浆，你的眼里看到的是"恋人"的脸庞，你的手里握着是他（她）的温暖，你的作业本上写满的是他（她）的誓言。可是你却忘了，你有那么多的事情还没有做，你是否备足了"恋爱"的准备，你是否拥有了"锁住爱情"的条件，你是否具有可靠的物质资本，你是否能够为将来的生活作出誓言。你不能！因为你根本没有能力，你也根本没有条件，因为你根本就没有成年。你跨过了为这一切作准备的大好时光去追逐一个飘渺的答案，到头来只能是"镜花水月，空落一场欢"。

三、尝到了失恋的苦果

你自以为得到了爱情就足够了，但是你有没有想到，正是这份爱情，会让你体会到从未有过的伤感，因为你随时都会"失恋"。有人说："早恋不可怕，失恋才可怕。"是呀，"早恋"和"失恋"仿佛是一对双胞胎，因为它们总会一前一后地出现。看到那些因"失恋"而痛不欲生的人，你会不会无奈地告诉他："早知如此，何必当初？"失恋是残酷的，尤其是那些对"爱情"充满幻想和那些已经沐浴在"爱情"河流中的少男少女们，失恋足以摧毁一个人的意志，使一个人变得颓废不堪，蓬头垢面，完全不像自己。然而更不幸的是，失恋是一个苦果，只有尝过的人才会懂得。

你是否看过美国爱情故事片《泰坦尼克号》？你是否为故事里美好的爱情故事感动？你是否也曾经梦想着拥有这样一次感天动地的爱情经历？可是你是否想过，这样的爱情故事在现实生活中是否真的能够实现，即便是实现，又是否能够长远呢？

假如现在我们对故事情节稍微改动一下：杰克和露丝没有遇到冰山事件，他们顺利地到达了目的地，露丝摆脱了家庭的阻挠，与一穷二白的杰克过起了流浪的生活……

请你将故事继续下去吧！

当青春苏醒时

当意识到异性美的时候，这是青春苏醒的标志。

它像雪花落地一样无可逆转，像春草萌芽一样自然而然。

认识到这种感觉的朦胧、似是而非，认识到这种感情的清纯、不稳定，会更好地把握住自己，处理好同异性的交往，顺利度过青春期。

其实，与其说他们是在恋爱，不如说他们是在做着有关爱的梦。

他们的一只眼睛看着现实，一只眼睛在做着各式各样的梦。

他们常常看到它美丽的一面，而忽视了它如雨后彩虹般瞬间即逝。

师长恰恰相反：常常看到它的不稳定的一面，而忽视了它如雨后彩虹般的绚丽。

有些事情，只能留在记忆里，对谁也别讲，一讲出来，就破了。

青春的情感，有时最需要这样的处理和对待。留一些空白，就留出了更多的想象天地。

少男少女在一起时的沉默，有时候更令人陶醉。

话语成了多余的时候，恰恰是感情涨涌的时候。

有时候，大人眼里的一件小事，在少年男女眼里却是一件惊天动地或默默无声却心绪翻腾的大事。

他们到底还是孩子，在他们的人生中第一次体味这种感情的时候，容易想入非非，容易将自己、对方，连同周围的一切诗化、戏剧化、成人化。

女孩子身边喜欢有个男孩子相伴，与其说是爱，不如说是为了自己的保障；男孩子身边喜欢有个女孩子相伴，与其说是爱，不如说是显示自己的价值。

浅薄的女孩子，似火炬冰激凌的外壳，对爱情的需求无非是甜言蜜语加点心、咖啡、首饰、服装、化妆品……

浅薄的男孩子，比浅薄的女孩子还要不可救药。他们对爱情的态度只会动手：爱，要动手；不爱，一下子变成了恨，还要动手。而且，都是指向对方的身体……

成熟一些的男孩子和女孩子，知道爱对他们来说，来路还长，可供他们选择的还多。

刚刚咬到的一口甘蔗，不见得就是最甜的地方；刚刚钓上的一条鱼，不见得就是整个大海。

有时候，友谊对他们来说更重要也更合适。

其实，爱这个词不要轻易说出口，可能一说出口，就会像鸟儿一样飞走了。

有些话，还是珍藏在心里好。

在少男少女之间的感情交往中，爱不是唯一的，不是最重要的，更不是最终的目的和结果。

重要的是留下友谊美好的回忆，这比让爱留下或深或浅的痕迹，更有价值，也更长久。

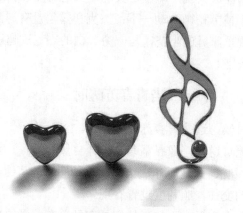

第二十课　花开应有时

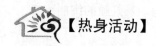【热身活动】

欣赏歌曲《栀子花开》

【心灵聚焦】

曾经有一名男生找到我国意象对话心理疗法创始人朱建军，向他诉说自己连续许多个晚上反反复复被同一个梦折磨，导致上课注意力不集中，心情烦躁，成绩下降。朱建军就问他是什么梦，他说他总梦到自己的床下有一个小盒子，里面装着一些白色的粉末，他非常想打开来尝一些，但是又怕那里面装的是毒药，会毒死自己，却又抑制不住想打开的冲动，为此感到非常痛苦。

其实在这个梦里，小盒子里的粉末就象征着爱和性。原来，这个男生暗暗喜欢上了班里的一个女孩，他非常想向那个女孩表白自己的感情，但是另一方面，又怕因此会影响学业，并担心会受到家长和老师的斥责。他这种矛盾、焦虑的心理就通过梦境曲折地表达出来了。

朱建军就告诉他，那个盒子里装的是一种特殊的毒药，成年人吃了不会有什么问题，因为他们体内有抗体，已经获得了对这种药的免疫力；但是青少年体内还没有产生这种抗体，所以他们吃了之后就会中毒。等你长大了，体内产生抗体时，你就可以吃了。

一首清纯的校园歌曲《栀子花开》把我们带入了栀子花开的 6 月，因为每种花的开放都有它的一个特定的季节。一个关于梦境的故事给了我们警示和思考：处于青春期的我们，爱情之花应何时开放？

 【活动体验】

活动一　实话实说
（1）在现阶段如果谈恋爱了，你能接受的最大限度的亲密动作是什么？

（2）如果你知道你的恋爱对象跟别人有过性行为，你会怎样想？

活动二　叶子的烦恼
叶子，某职业学校高一女生，聪明又善良，她爸爸母亲在外地做生意，没时间照顾叶子，叶子觉得很孤独，也很难交到女性朋友。第二学期的时候，班里转来一位男生肖华，肖华身材高大、外表很酷。刚来时，老师安排肖华坐在叶子的后面，叶子对他的第一印象很好。一次，因双休日两个人都没有回家，于是有了交往的机会。从交谈中，叶子才知道肖华从小生活在单亲家庭中，父亲工作很忙，脾气暴躁，动辄就对肖华拳打脚踢，所以家庭温暖对肖华来说即陌生又遥远。于是，他们都有一种"同是天涯沦落人"的感慨。渐渐地，他们的话题越来越多，两颗孤独的心很快走到了一起。不久，两人的过密交往开始引起同学的议论和老师的劝告。

问题一：叶子在这样的情况下，可能有两种选择：继续谈下去，或暂时中断关系。如果你是叶子，你会怎样选择？为什么这样选择？

叶子和肖华因为同学和老师都开始注意自己了，于是从"公开"转入了"秘密"，他们开始越走越近，关系也越来越亲密，每次双休日都在一起，泡网吧、去公园、到海边……直到有一天，肖华因家中无人，带了叶子上他家，两人从谈天到亲吻再到拥抱，后来，肖华向叶子提出了"越轨"的要求。

问题二：此时，叶子也有两种选择：接受性要求，或者不接受性要求。如果你是叶子，你会怎么办？

两个月过去了，叶子发现"好朋友"没来。又等了两个月，还是没来，叶子去医院检查后确认自己怀孕了，叶子不知所措，问肖华怎么办？肖华却说"不知道！"然后撇下她一个人，头也不回地走了。

问题三：叶子的面前有两个选择：生，或者不生。如果你是叶子，你选择什么？说明理由。

_____

如果决定"生"，会带来哪些后果？遇到哪些问题？请设想的尽可能细一些，远一些。

_____

如果决定"不生"，那么你准备采取什么样的堕胎方式？到哪里去堕胎？

_____

而事实上，叶子并没有处理好这个事情，她不知道从哪里听说，剧烈运动可以使孩子流产，于是她拼命地运动，接着就出现了先兆性流产的征兆，她以为孩子就烂在肚子里了。可又过了三个月，她感觉到了胎动，才知道孩子还活着，在叶子极度的焦虑和恐慌中，孩子在一次体育课上早产了。

你能预料到叶子的焦虑和恐慌程度吗？

问题四：作为一个职高生，我们该如何避免发生类似的事情？

_____

以上的事例，给你的启示是什么？

_____

活动三　我手写我心

1．你是否赞成青少年发生婚前性行为？

_____

2．阐述你的理由。（理由应该详细、具体）

_____

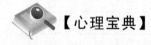【心理宝典】

青春期性心理的特点

随着性心理的发展，青少年大多数会表现出一系列性心理性行为，如对性知识的兴趣，对异性的好感，性欲望，性冲动，性幻想和自慰行为。

青春期性心理的特点主要表现为以下几个方面。

一、性心理的朦胧性和神秘感

青少年的性心理起初缺乏深刻的社会内容，基本上还是一种生理急剧变化带来的本能作用，好像鬼使神差似的对异性发生兴趣、好感和爱慕，但是这种性爱的萌动，似乎披着一层朦胧的轻纱，其中不少青少年并不了解多少有关性的知识，只是对性有较浓厚的神秘感。这时对异性的好奇、好感和爱慕，主要是由于异性的吸引而产生，在此基础上，性意识逐渐强烈和成熟起来。

二、性意识的强烈性和表现上的文饰性

青春期心理上的显著特点是它的闭锁性和强烈的求理解性。一方面青少年十分重视自己在异性心目中的印象与评价，另一方面却又表现得拘谨、羞涩和冷淡；他们内心对某异性很感兴趣，但表面上却有意无意地表现得好像无动于衷，不屑一顾或做出回避的样子，他们有时表现得十分讨厌那种男女亲昵的动作，但实际上又很希望自己能体验体验……这些矛盾心理的出现，使他们往往产生种种冲突和苦恼。

三、性心理的动荡性和压抑性

青少年是人一生中性能量最旺盛的时期。但由于这时不少青少年的心理不够成熟，还没有形成稳固的性道德观和恋爱观，加上自我控制的能力很弱，因而很容易受外界因素的影响而动荡不安。现实生活丰富多彩，五花八门的性信息，不良的影视镜头，黄色的淫秽书刊，特别是西方的"性自由"和"性解放"思想的影响，极易使个别青少年的性意识受到错误的强化而沉醉于谈情说爱之中，甚至发生性过失、性犯罪。与此相反，另一部分青少年由于性的能量得不到合理的疏导、升华而导致过分的压抑，有少数人还可能以扭曲的方式、变态的行为表现出来，如恋物癖、窥阴癖等。

四、男女性心理的差异性

青春期的性心理由于不同性别也有明显的差异，在对异性感情的流露上，男性表现得较为明显和热烈，女性表现得较为含蓄和深沉；在内心体验上，男性更多的是新奇、喜悦和神秘，女性则常常是说谎、羞涩和不知所措；在表达方式上，男性一般较为主动，女性往往采取暗示的方式。

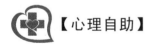 【心理自助】

婚前性行为对女孩的影响

一、带来极大的心理压力

婚前性行为的发生，有时是女方主动提出的，而更多的是男方要求女方迎合或女方抵御不了。但事前事后心理状态大不相同，它给女方造成的心理压力，如恐惧、自卑、冲突等接踵而来。一位有过性经历的女孩在信中这样说："性并不像报纸或电影里所宣传的那样引人入胜，那样美好。事实上，它令人非常失望。我真后悔第

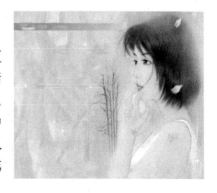

一次性行为是与对那件事满不在乎的男子发生的。我后来继续与他约会，但他对我来说越来越成了一个问题。我想终结与这个男子的关系，但是在有了那种亲密的关系后，实在难摆脱。"这个女孩又描述她与那个男人的关系怎样地恶化。最后感叹地说："我内心深处知道我并不爱他，这使我觉得自己有点贱。我现在明白了，在你做了那件事后，你的心境就再也不一样了，你面对的事似乎都和以前迥然不同。"

有些人对婚前性行为的懊悔心态会持续数年，甚至终身难以消除，心理损害是最难以修复的。一名后来成为心理学家的 33 岁妇女，描述她在 18 岁那年夏天经过一段性滥交行为之后所受到的伤害："这对自己的伤害是刻骨铭心的。把自己最宝贵的心灵给予了那么多的人，却什么也没有换来。那种令人厌恶、被利用的感觉，至今仍然让我心痛。从来没有想到我会付出那么沉重的代价，在这么长久的时间里仍有失落感。"

二、对身体健康造成严重影响

在不想生育的前提下受孕，其补救措施就是人工流产。对婚前性行为者来讲，人流的不良后果有三：一是不能恢复身体正常的健康状况。有的女青年为了不让别人知道，做完手术后不休息，立刻去上班、学习，严重影响了健康状况的恢复，甚至导致大出血；二是容易损伤生殖器官，出现意外事故。有的青年不敢去医院人流，而去找那些江湖医生，在极不卫生的条件下施术，使身体受到很大损伤，有的甚至送了命，也有的遭到品质恶劣的江湖医生的凌辱，身心备受摧残；三是引起许多并发症。医学研究和临床资料表明，人流对女性可造成月经量少、闭经、性冷淡、不孕，再次妊娠易导致流产、子宫内膜异位症、生殖器官炎症、前置胎盘，胎盘粘连植入、子宫穿孔、产后大出血，甚至引起宫颈癌等。

三、使恋爱关系出现不利于女方的发展趋势

在未发生婚前性行为时，恋爱双方是相互平等、自由选择的关系，可发生之后情况则有所不同。一是双方吸引力比过去逐渐减弱，原以为两性关系很神秘，现在变得"不过如此"，过去的光彩、魅力显得不夺目，不充满力度了；二是女方再选择机会减少。原来男方十分迁就女方，自女方委身于他之后，便以为"她再也离不开我了""非我莫属了"，故对女方开始态度随便、任意支配。反之，女方则因把贞节已交给他了，"已经是他的人了"，可又担心男方改变初衷，唯恐被抛弃，于是对男方一再迁就、容忍，即使发现他有较大缺点，可事已至此，只得将就成婚，贻误了终身大事。调查表明，性行为后女方想报复男方的占 10.7%，既悔恨又摆脱不掉男方的占 21.3%，其缘由概出于此；三是使男方对女方的猜疑开始萌生。恩格斯曾讲："性爱是排他的"，女性如此，男性也不例外，男子总希望女友只信任自己，只对自己开放，一旦与之发生关系，便又开始猜疑女方，"她对别人是否也这样？"若女方过去已谈过几个对象，这种疑心就会加重，或导致中止恋爱关系，或婚后生活不和谐。

四、给婚后生活造成诸多不愉快

婚前性行为往往是在提心吊胆、唯恐别人发现的"犯罪感"心理状态下进行的，缺乏良好的环境，会留下了痛苦的性经验，容易造成男女某一方的性功能障碍，如性冷淡、阳

痿等，导致以后正常的夫妻性生活不和谐。婚前性行为没有法律保证，若女方因被抛弃而受哑巴吃黄连之苦，就会对男方怀恨在心，为将来的生活埋下祸根。

婚前性行为对男性的影响

发生婚前性行为时，往往男性比较紧张，怕被人发现，心理上就想尽快完成。时间一长，男性就会在大脑形成"尽快完成"的性心理条件反射。于是即使结婚，这种已经形成的条件反射仍然存在，导致婚姻生活质量出现问题，婚姻不稳定，还容易发生婚外情。

如果婚前性行为导致女方受伤害，男方自己也感到内疚和罪恶。当情侣关系破裂时，男孩子也可能会感到良心受到谴责，因为自己对一度关照的女人造成了太大的痛苦与损害。正如一位成年人在被问到对自己高中时代最感到后悔的事是什么时，他说："高中那段日子最令我感到懊悔的事，是我一手摧毁了一个女孩的心灵。"

婚前性行为往往会导致人丧失自尊心，因为一个人任由自己被人利用，不轨的行为使人格层次降低，会造成自我价值感丧失。如果男人把性视为一种有所征服的狩猎，那么女人就成为这样的猎物，或者是成了从对方身上获取瞬间欢乐之后即可被抛弃的东西。一个人用这种态度对待另一个人，到最后必定连对自己的尊重之心也会丧失。

第六单元
珍 爱 生 命

　　人最宝贵的是生命。青春的我们正处在人生的黄金期，也许我们感觉岁月蹉跎，似乎无限久远，也许你对拥有的健康和时光从未想过要去珍惜。但珍爱生命有丰富的内涵，尊重生命才是对我们自己最大的尊重。

　　生命需要信仰支撑，没有信仰支撑的生命，就像无根的浮萍。随着岁月的流逝，我们终将认识到生老病死是一种必然，死为生之始，亦为生之终。

　　生命需要学会感恩，感恩是一种情怀，更是一种情操。让我们感恩生命，用心感激亲情，感激朋友的关怀，同时付出自己的爱心。

　　生命需要呵护，我们要远离虚拟的世界，用智慧的眼光看待生命；让我们敬畏生命，尊重自己，对自己充满信心，绝不放纵自己妄为。

　　生命需要磨砺，面对挫折，老师相信同学们一定能以积极的人生态度，主动采取合适的方法去应对，经受住挫折的考验，显示出强者的意志风范，谱写出美丽的人生乐章。

第二十一课　善待生命

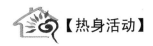
【热身活动】

欣赏歌曲《爱自己》

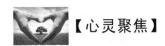
【心灵聚焦】

一封给心理老师的信

尊敬的老师：

您好！

我觉得活得太没意思了，脑子里经常有许多的怪念头，比如说死了可能比活着更痛快。

我经常想，我为什么而活着？为自己，还是为父母？中考落榜的我选择职业学校后，似乎成了父母眼中的"笨蛋"，每次周末回家，面对他们那失望的眼神，我觉得有太多的愧疚，特别是他们对学习特棒的妹妹的态度更使我觉得自己的多余。在学校里，我觉得自己够努力，可仍然得不到一份满意的学习成绩，老师也从来没有关注过我，同学中也没人在乎我。我好苦闷，也越来越封闭在自己的世界里，那里一片荒凉，看不到一丝的生机。我觉得活着真是无聊，有什么意思呢？我知道这种想法很危险，有时也问自己：我到底怎么了？

我想振作，可提不起精神来，我该怎么办？

您的学生：叶子

从信中可以看出，由于生活中一些重要事件的影响，叶子积累了不少负面情绪，甚至萌生了"死了可能比活着更痛快"的念头。对于生命历程中的挫折，叶子缺乏足够的心理准备，对于人为什么活着产生了疑问。

【活动体验】

活动一　我的手纹

天下没有完全相同的两片叶子，世上没有完全相同的指纹。每个生命都是独特的，都是无可替代的，都值得尊重。我们在善待自己生命的同时，要尊重他人的生命。生命是父母和自然赋予的，是不可选择的。怎样走过生命的历程却完全在于自己。

（1）将各自的手纹印在一张大白纸上，每人仔细观察纹理，看能否完全相同。

（2）小组成员互相比对，交流各自的感想。

活动二　给"心灵聚焦"中的叶子回一封信

讨论以下观点，互相补充，并将以下观点写在信中。

（1）放弃生命是最大的愚蠢！

（2）我也许可以把一切都放弃，但绝不放弃生命。

（3）为了我所爱的亲人、同学和朋友，我没有资格去死。

（4）命运可能会给我关上一扇门，也会为我打开更大的一扇门！

（5）我还有许多想做的事。

（6）放弃生命是解决问题的方式，但不是唯一方式，更不是最佳方式。

活动三　假如我只有一天的生命，我想……

随着岁月的流逝，我们认识到生老病死是一种必然，死为生之始，亦为生之终。能够意识到"死亡"，即是对生命有限性的自觉，因而也会成为对"生"的意义和价值的追问。"向死"而"思生"，能让人坦然面对必然的死亡，把人生过得有意义。

假设岁月无情，只留给你最后一天的生命，你将：

_____

_____

活动四　记录我的生命宣言

我是肉体之身，生命中可能不会永远快乐，但也不会永远痛苦。在快乐中我要感谢生命，在痛苦中我也要感谢生命。我会大声地说：活着就好！

活着，我就要摆正自己的位置，实现自身的价值。因为我不是被世界冷落或遗忘的一株小草，而是一道独特的风景。

肉体的生命虽然短暂，生老病死的过程也往往无法捉摸，但是，让有限的生命发挥出无限的价值，却在我的手中把握。

我郑重承诺：绝不辜负生命，绝不让它从我手中白白流失。不论未来的命运如何，遇福遇祸，或喜或悲，我都愿意为它奋斗，坚强地活下去，活出精彩的人生。我要记录下今天，即_____年___月___日的生命宣言。

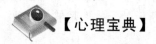【心理宝典】

人为什么活着

观点一：人为什么而活，从生物学的角度解释，便是发育成熟的精子与卵细胞结合，便发育成一个人。你能从上亿分之一的概率中胜出，说明你是十分幸运的，这是天注定的，同时也说明你是十分强大的，能够参与竞争而最终脱颖而出。这是一个活着的理由：为自己能活而活。

其次，当人呱呱坠地，便开始跟社会接触，承担社会责任，随着接触范围加大，社会责任也越来越多。从小承载着父母、老师的期望，直到成长为祖国的栋梁之材。如果这时候离开，便是浪费父母的投入，更是对社会资源的浪费。所以我们应该活下去。

观点二：生命需要信仰支撑，没有信仰支撑的生命，就像无根的浮萍。大自然只赋予我们一张空白的生命纸，活着，就需要我们自己为这张纸添上有意义的颜色，使它成为一幅独特的、有价值的画卷。现代著名作家毕淑敏说过："生命本来没有意义，生命的意义在于每个人自己赋予"。

首先，**人具有生物性，该为本能活着**。人的本能是想方设法要满足自己的欲望，这是最基本的活法，也是最低级的活法。无论自己是一个什么样的人，活着，首要的是对自己负责，在合理的范围内，让自己好好地生存下去，并获得发展。对自己负责，绝不是私事，更不是利己主义。

其次，**人具有社会性，该为社会活着**。每个人都是社会人。社会人应该按照社会对他的角色要求活着，即人要有社会责任感，家庭责任感，自我责任感。这种活法必然会与生物本能相冲突，所以人要有理智，要节制，社会也有对人有约束的道德与法律。能适应社会的人会活得很好，不能适应社会的人的幸福指数会大大降低；有能力的人会活得比没有能力的人更好些。

最后，**人具有角色性，该为角色活着**。按照行为科学理论，每个人在社会上都在扮演不同的角色，人除了在睡眠状态下，一般都处在相对的角色之中，如在工作中是上下级或同事的角色，在家里是父母或儿女的角色等。人无时不处在角色之中，像演员一样活着，所谓"人生如戏"。扮演好每一个角色，就会活得很和谐；否则，就会出现角色冲突，产生人际矛盾。

活出自己的精彩

活着是人们享受一切权利的基础，是创造有意义人生的前提。"要活下去"，应该是我们坚守的底线。只有活着，才能享受教育、劳动、休息等多种权利，才有可能对他人，对社会有所贡献，并在为社会奉献的过程中实现生命的价值，体现人生的意义。

（1）**要善待自己的生命**。对每一个人而言，没有了生命，就没有了一切。所以珍爱生命的第一条，就是善待自己的生命。生命是自然的恩赐，你的生命是宇宙生命的一部分，世界因你而更光彩。珍爱生命，在任何艰难困苦中，绝不轻言放弃。我们珍爱生命，就要争分夺秒地抓住今天，热爱、珍惜今天，不要让美好时光付诸东流。意识到生命的不可逆转和生命的短暂，是珍惜和热爱生命的起点。

（2）**要珍爱、尊重他人的生命**。每个生命都是独特的，是无可取代的。正如世界上没有两片完全相同的树叶一样，世界上没有两个完全相同的人，每一个人都以独特的方式生活，每一个人的生命都因有独特的价值而存在。我们在珍惜、保护自己生命的同时要珍爱、尊重他人的生命，生命的真正价值正是体现在相互热爱之中。就生命来说，不存在高低与贵贱，他人的生命和你的生命是等值的。首先，要学会关心，学会爱，包括关心弱势群体、伤残孤寡老人。有了关心有了爱，就会尊重他人的生命，就不会伤害他人的生命。其次，要善于理解别人，设身处地地考虑别人的心情与感受。再次，不仅不应该伤害他人的生命，当他人的生命遭遇困境时，我们更应尽己所能伸出援助之手。

（3）**要不断成长，让生命充满智慧**。人是智慧之灵，人的生命理所当然以智慧为美。有明确清晰的生活目标，然后持之以恒，学习让弱小的生命长成具有强大、坚实枝干的绿树，劳动、创造让树上挂起亮丽的花朵。以博为基，以专为要，提高生命智慧的数量和质量，贡献社会，彰显个体生命的价值，活出自己的精彩。贝多芬是德国伟大的作曲家，他的音乐中具有令人震撼的英雄气质。但他的一生却屡遭不幸：贫困，几乎逼他行乞；失恋，几乎令他绝望；双耳失聪，更是对他致命的重创。他痛苦地把自己关在房子里，远离人群的他开始性情孤僻、乖戾、日益消沉，甚至萌生了自杀的念头。但刚毅的天性使他心中再次发出呐喊："我要扼住命运的咽喉，它绝不能使我完全屈服。"在命运悲剧的罗网中，他不屈的性格使他写就了题为"命运"的《第五交响曲》，成为世界音乐文化史上的巨人。

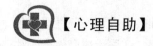

【心理自助】

活着就是有意义

《士兵突击》里的许三多说了一句傻乎乎的话：活着就要做有意义的事，做有意义的事就是好好活着。5·12 汶川大地震，让无数同胞泪洒四川，心系汶川。在这场突如其来的灾难中，有许多场景深刻诠释了人间的美与善、人性的光辉及生命的意义与价值。

地震到来时，我甚至都不知道汶川这个地名。可是，当汶川在地动山摇中变得千疮百孔，沦为一片废墟时，却让人不由自主地感到生命就像一片片树叶，在风暴中无助地颤抖，悲伤地飘零。水泥板下，钢筋丛中，掩埋着的父亲母亲、妻子丈夫、姐妹兄弟、老师学生、医生病人，他们疼吗？他们还能呼吸吗？他们渴吗？他们能坚持到救援人员的到来吗？那一刻鲜活的生命如水般流逝，那一瞬间变得深痛凄婉。

5 月 16 日，一位从废墟中被救出、被埋 100 多个小时的女青年，重见天日时脱口而出的第一句话是"今晚的月亮真圆啊"。仿佛这是她从未见过的美景，其实她的过去，就像我们这些自由徜徉在蓝天下的人一样，曾经拥有过无数轮明月，却不曾驻足观赏，拥有自由，却不曾感受活力，拥有健康，却不曾珍惜生命。

一位 3 岁的小男孩被救出时，一只手臂已经骨折了，可他竟然笑得阳光般灿烂，还举起另外一只沾满灰尘的小手向解放军叔叔致礼，他的天真可爱几乎让所有的人都忍不住含泪微笑。

一位母亲，已经去世了，怀中的婴儿还在吸食她的乳汁，幼小的生命因此得以延续，直到有一双温暖的手把她轻轻抱出废墟。看到这一幕的官兵们无不潸然泪下，裂人心扉的母爱啊……

又一幕场景让所有的人呜咽。一位汉子的脊梁死死抵住压下来的石板，身下是两位老人，而老人的身下还死死护着一名二三岁的幼儿。救护人员是顺着小女孩的哭叫声赶来的，那位身强力壮的汉子和两位老人早已逝去了。大爱无声，爱无法用华丽的文字来修饰，生命在这一刻变得如此厚重而苍凉，如此悲壮而深刻！

一位历经劫难的妻子扑在正赶来救灾的军人丈夫怀里，失声痛哭，为这劫后余生，为这患难后的重逢……

多少花季少年、莘莘学子，明天的希望，殒落了。

多少如花开放、如爹娘掌上明珠的小小宝贝，凋零了。

多少医生没有治好自己的病人，老师没有完成教学，抱憾离去了；母亲失去了丈夫，奶奶失去了孙子，孩子失去了父母，阖家团圆的日子不再了……

活着，就让我们珍惜每一片绿叶、每一滴水珠、每一缕阳光；活着，就好好爱家人、爱朋友、爱师长；活着，就尽情享受春天的快乐、团聚的幸福、生命的明媚；活着，就请记住在灾难中逝去的人们，把他们没有完成的学业或工作课题、失去的青春健康自由、失落的爱情、亲情、友情，好好地加倍活回来。

生命就像一根火柴

"孩子，趁年轻，何不埋头苦干，以成就一番事业？"老人劝告少年。

少年满不在乎地说："何必那么急呢？我的青春年华刚刚开始，时间有的是！再说，我的美好蓝图还没规划好呢！"

"时间不等人啊！"老人说，并把少年迎到一间伸手不见五指的地下室里。

"我什么也看不见！"少年说。

老人擦亮一根火柴，对少年说："趁火柴未熄灭，你在地下室里随便选一件东西，便出去吧！"

少年借助微弱的亮光，努力的辨认地下室的物品。还未找到一样东西，火柴就燃尽了，地下室顿时一片黑暗。

"我什么也没拿到，火柴就灭了"少年抱怨道。

老人说："你的青春年华如同这燃烧的火柴，转瞬即逝。朋友，你要珍惜啊！"

第二十二课　　拒绝高危行为

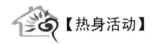【热身活动】

欣赏歌曲《让世界充满爱》

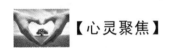【心灵聚焦】

一篇日记引发的思考……

"世界上没有任何一种疾病的威力能够比得上艾滋病，它可以让众多的患者如此痛苦、绝望，甚至摧毁年轻的生命。

我要做点什么？这个念头一直在我的心里闪着。我是由于当初的无知，不了解艾滋病知识，不懂得自我保护，导致生命走向了尽头。我不能眼睁睁地看着更多的年轻生命重蹈覆辙……"

这是一篇不寻常的日记，日记的主人公朱莉亚是一名大学生，她的外籍男朋友使她成了一名艾滋病感染者，她把自己患病前后的经历写成了《艾滋女生日记》，向人们讲述了自己写这本书的目的："希望健康人通过我的书了解一个艾滋病患者真实的世界，希望看过这本书的年轻人不要犯和我相同的错误，也希望和我一样的艾滋病人有活下去的勇气，更希望感染'到我为止'。"

笼　中　人

人生的道路边，魔鬼坐在那里，他的身边摆着一只大笼子。一个路人走过的时候看到那笼子里面挤满了各种各样的人：年轻的，年老的，各个种族和国家的人都有。"你是从哪里抓到这些人的呢？"路人胆战心惊地问道。

"哦，从世界各地，"魔鬼答道，"我用各种不同的事物去引诱他们：酒精、毒品、金钱、肉欲、谎言、仇恨、贪婪……我假装成是他们的朋友，是来给他们送快活日子的，然后只要他们上了我的钩，我就会抓住他们，扔进我的笼子里去。"

现代生活充满着无限的情趣，同时也有来自方方面面的诱惑，像"艾滋病""吸毒"这些字眼以前似乎离我们的生活很远，而现在它们却越来越频繁地出现在我们的视野中。

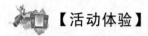 【活动体验】

活动一　头脑风暴

当你看到"艾滋病"三个字时，你马上会想到哪些字、词和句子？就艾滋病危害预防以及如何对待艾滋病人进行讨论。每个小组的代言人主笔，将本组成员的所有答案写在白纸上。

_____

_____

活动二　野火游戏

（一）活动规则

1．预先指定三名志愿者，告诉他们与人握手时用手指轻抠对方的手心。

2．然后，让所有参与者在房间内自由活动并自愿与别人握手，对象的数量不限。

3．提醒参与者他们其中的一些人在握手的时候手心会被轻抠，那些已经被抠的人在之后的握手中必须也去抠对方的手心。

4．提问参与者是否有任何的疑问并作相应的澄清，之后游戏开始，时间为10分钟。

5．让参与者回到自己的座位并提问："你们有多少手心被抠了"？并计算举手的人的数目。

6．现在提醒他们最初只有三个人被指定在握手时去抠别人的手心，注意在游戏这短短的一段时间内许多人的手心都被抠了。

7．老师提示：最初的三名志愿者是艾滋病病毒携带者，手心被抠的参与者也感染了艾滋病病毒。

游戏结束，给我的触动和感想

_____

_____

（二）分组讨论

在上面的练习中，当你得知自己被艾滋病病毒感染时，会有什么感觉？设想一下如果日常生活中一个人得知他（她）感染了艾滋病病毒，会有什么感觉？

_____

_____

在上面的练习中，当你得知是你感染了别人时，你有什么感觉？设想一下在日常生活中，情况会怎么样？

_____

_____

（三）通过这个游戏你有什么体会或收获？你从这个活动中得到了什么启示？

_____

_____

活动三　角色表演

周末，在一个你曾经光顾的迪厅，房间内灯光柔和暗淡，你的几个好久不见的朋友正在一边吞烟吐雾，一边"畅叙友情"，此时，小 A 非常热情、非常神秘地拿出一盒特制香烟让你尝尝，你（B）该如何委婉拒绝？

　　A. 哎呀，老朋友，半年没见了，难得一聚啊！我敬你个烟，感谢你多年来对我的帮助。

　　B. _____

　　A. 哎呀，老朋友，好长时间没见了，真想死我了，来，弄根烟。

　　B. _____

　　A. 这烟很特别，感觉绝对"棒"，会使你如同进入仙境，忘掉一切烦恼，不试试你会后悔的，来一根？

　　B. _____

 【心理宝典】

一、关于艾滋病

艾滋病的医学全名为"获得性免疫缺陷综合征"，英文缩写 AIDS，是由艾滋病病毒（HIV）感染而引发的一种严重传染病。

艾滋病病毒侵入人体后会破坏人体的免疫功能，使人体发生多种难以治愈的感染和肿瘤而致人死亡。

人体被感染艾滋病病毒后，4～8 周才能从血液中检测出病毒抗体，此前无任何症状但已经具有了传染性。另外，艾滋病病毒在人体内的潜伏期为 7～10 年（即一个人如果感染了艾滋病病毒，在 7～10 内，可能没有任何症状，完全与正常人一样），但具有传染性。

艾滋病的主要传播途径有性接触、血液传播和母婴传播。

到目前为止，没有预防艾滋病的有效疫苗。针对艾滋病的所有治疗只能缓解症状，不能完全治愈。

二、关于毒品

毒品是指鸦片、海洛因、冰毒、吗啡、大麻、摇头丸、K 粉、可卡因、咖啡因、杜冷丁以及国家规定管制的其他能够使人成瘾的麻醉药品和精神药品。

吸毒者在使用毒品以后常有舒适和欣快的感觉，在药物中断后出现戒断症状，常见的戒断症状表现为失眠、出汗增加、烦躁不安、骨头及关节疼痛、鸡皮疙瘩、哈欠、流泪、流涕、冷热交替、乏力、全身不适、呕吐、皮肤蚁行感等。

吸毒破坏人体的正常生理机能和新陈代谢，并导致多种疾病。其一，过量服用毒品可产生急性中毒、惊厥、甚至死亡；其二，鼻吸者易引起黏膜溃疡或肺功能障碍；其三，导致视觉功能受损、情绪失控或判断失误，产生暴力倾向和暴力犯罪；其四，长期滥用毒品，可引起心理混乱、抑郁、失眠、焦虑、精神错乱和苯丙胺精神病。吸毒者毒瘾发作时，大都会丧失自尊、不顾廉耻，无法进行正常的生活、学习和工作。吸毒者易自伤、自残和自杀。

吸毒会导致人体的免疫功能下降，使人容易患上肝炎、皮肤病等传染性疾病，特别是共用注射器、静脉注射毒品的危险行为，极易导致艾滋病的交叉感染。据统计，我国累计报告的艾滋病病毒感染者中，有很多是静脉注射毒品感染。可以说，艾滋病的魔影时刻伴随着吸毒者。

三、青少年吸毒的主要原因

青少年时期是人格形成和发展的关键时期。这个时期，青少年开始用自己的眼睛去观察世界，用自己的头脑去思考问题，自我意识的萌芽发展使其产生强烈逆反心理，再加上对社会的不甚了解、自我控制力差、对事物的分析能力弱，往往易受不良环境的影响而误入歧途。对毒品的无知、好奇；同伴和朋友的引诱；不良时尚的跟风；无聊、冒险、逆反心理的驱使；家庭影响等，都是青少年染毒的主要原因。

1. 对毒品缺乏正确的认识

由于缺乏对毒品的正确认识，有的青少年把毒品与日常香烟混淆，认为随时可吸、可戒，并不可怕，结果一吸而不可收；有的青少年听信不法分子、毒贩鼓吹的"吸毒可以使人飘飘欲仙""吸毒就没有一切烦恼，精神特爽""吸这玩意有个性"等歪调，经不住他们的诱惑和教唆而去吸食毒品；有的青少年听说毒品能"减肥"，便为追求苗条而吸毒，结果人可能"苗条"了，但这是一种病理性身体干枯；有的青少年认为毒品只是一种兴奋剂，为了玩乐高兴尽兴而吸食等。有关调查显示，有70%的青少年吸毒者是在对毒品无知的情况下吸食毒品的。

2. 盲目好奇，寻求刺激

青少年身心发育尚未成熟，对任何事物都存在强烈的好奇和探索欲望，缺乏辨别是非的能力，当听说吸毒后"其乐无穷"时便想一试，从而一发不可收拾。部分青少年观念扭曲，以吸毒炫耀自己前卫、时尚，或以吸毒在"小圈子"里显示自己能力强、本领大、有派头，从而被毒魔死死缠住不能自拔。

3. 交友不慎，沾上毒品

青少年极易受群体的影响，许多青少年吸毒者说："我是看到别人吸，我才吸的"。一些青少年不能够分辨朋友的好坏，只是因为这个人对自己不错，或者说自己和这个人在一起玩得挺开心就视其为知己，根本不管这个人的品行和道德问题。而往往就是这样的"知己"，某天拿出一包白粉，极力要求无知的同伴也尝上两口，这时，就有不少青少年会抵挡不住诱惑……

4. 解除烦恼，摆脱压力

青少年阶段正体验着人生最激烈的情绪变化。平日父母溺爱，一旦遇到父母离婚、家庭破裂、身边重要的人去世、人际冲突、升学或就业受挫等变故，就会使一些精神空虚、意志薄弱的青少年为逃避现实而频繁出入易染毒的环境，从而就可能染上毒品，试图在毒品中寻找安慰，忘却烦恼，摆脱压力。

5. 不健康的逆反心理

青少年在成长阶段普遍都有逆反心理，但有些逆反心理是不健康的、盲目的反抗，甚至和父母之间形成很深的代沟。越是父母反对的、禁止的，就越是去做。父母禁止他们和社会上一些不三不四的人来往，他们偏要去做，往往受这些人的影响、引诱，他们吸食上了毒品，从而陷进毒潭，不能自拔。

6. 毒贩蓄意谋害

毒贩们常用的手段和借口：（1）免费尝试；（2）毒品并不害怕，吸一两次不会上瘾；（3）吸毒可以减肥；（4）有钱人才吸毒；（5）吸毒刺激，好玩；（6）吸毒时髦；（7）吸毒提神解乏。更有甚者是趁你不备，暗下毒手。毒贩的种种借口无非是想把你拉进虎口，让你和他一样沦为毒品的奴隶，但由于青少年对社会的复杂性认识不足，分不清是好心还是恶意，往往误把恶意当好心，掉进毒贩精心设下的圈套。

 【心理自助】

艾滋病现状介绍

一、艾滋病概况

联合国艾滋病规划署 2006 年 5 月 30 日宣布自 1981 年 6 月首次确认艾滋病以来，25 年间全球累计有 6500 万人感染艾滋病毒，其中 250 万人死亡。2007 年全球新增艾滋病毒感染者 270 万。

在全球大约 4000 多万的艾滋病感染者以及艾滋病病毒的携带者中，约 1180 万的人是 15～24 岁的青少年，每天新感染的人，有一半是 15～20 岁的青少年，现在每 14 秒钟就会有一名青少年、青年被感染艾滋病。

中国现存艾滋病毒感染者 84 万人，占中国总人口的 0.6‰，在亚洲居第二位。其中发病的有 8 万人。从 1985 年至今，中国累积的艾滋病毒感染者有 100 万，但现在其中有一部分已经死亡。

二、青岛艾滋病概况

2010 年 1 月 1 日至 11 月 25 日，青岛共发现报告艾滋病感染者 134 例。其中，男性 112 例，占 83.6%，女性 22 例，占 16.4%，男女之比 5.09∶1；青岛人口 44 例，占 33%，外来流动人口 90 例，占 67%；从感染途径看，经同性接触感染 72 例，占 53.7%，异性性接触感染 43 例，占 32.1%，注射吸毒感染 6 例，占 4.5%，其他或感染途径不详 13 例，占 9.7%。青岛十二个区市均有发现报告，发现的艾滋病感染者中外来流动人口占多数，为 67%。

三、艾滋病疫情呈现三个特点

一是艾滋病疫情持续上升，上升幅度有所减缓。

二是性传播已成为主要传播途径，男性同性性传播上升速度明显。

三是局部地区和特定人群疫情严重。云南、广西、河南、四川、新疆和广东 6 省区累计报告感染者和病人数占全国报告总数的 77.1%。

艾滋病正由男性同性恋者、吸毒成瘾者、性工作者以及血友病患者等高危人群向普通人群转移。

关于艾滋病的信息

（1）世界范围内，性接触是最主要的传播途径。

（2）性接触者越多，感染艾滋病的危险越大。

（3）共用注射器吸毒是经血液传播艾滋病的重要危险行为。

（4）输入或注射被艾滋病病毒感染的血液或血液制品，也会感染艾滋病。

（5）1/3 的感染艾滋病病毒的妇女，会通过妊娠、分娩和哺乳，把艾滋病病毒传染给婴儿。

（6）大部分感染了艾滋病病毒的婴幼儿会在 3 岁以前死亡。

（7）以下行为不会传播艾滋病：握手、拥抱、共用餐具、共用工具和办公用具、共用马桶圈、电话机、餐饮具、卧具、游泳池或公共浴池、咳嗽、打喷嚏、蚊虫叮咬。

（8）洁身自爱、自尊自重、遵守性道德是预防艾滋病传播的根本措施。性自由的生活方式、婚前、婚外性行为是艾滋病传播的温床。卖淫、嫖娼等活动是艾滋病传播的最危险行为。青年人要学会克制性冲动，过早的性关系不仅会损害友情，也会对身心健康产生严重影响。

（9）远离毒品可以最大限度地避免因吸毒而感染艾滋病。

（10）与吸毒人员进行性交容易感染艾滋病。

（11）尽量避免不必要的输血和注射，使用血浆代用品和自身血液是安全用血的措施之一。

（12）艾滋病感染者是疾病的受害者，要同情、帮助、理解和关爱他们。

（13）我国已经进入艾滋病快速增长期，及时制止其流行是每个公民的责任。

（14）每个人都有权且必须懂得预防艾滋病的基本知识，避免危险行为，加强自我保护。

代价

小鱼问大鱼："妈妈，我的朋友告诉我，钓钩上的东西是最美的，可就是有一点危险。

要怎样才能既尝到这种美味又保证安全呢？"

"我亲爱的孩子"，大鱼说，"这两者是不能并存的，最安全的办法就是绝对不去吃它。"

"可它们说，那是最便宜的，它不需要任何代价。"

"这可就完全错了"，大鱼说，"最便宜的，恰好很可能是最贵的，因为它希图别人付出的代价是生命，你知道吗？里面裹着一条钓钩。"

"要判断里面有没有钓钩，必须掌握什么原则呢？"小鱼问。

"那原则其实你都已经说了"，大鱼说，"一种东西，味道最鲜美，价格又便宜，似乎不用付出任何代价，那么，钓钩很可能就藏在里面。"

来自戒毒所的故事

17岁的王撼（化名）终于走出了戒毒所，来接他的爸爸妈妈将儿子紧紧拥进怀里。望着憔悴的父母，王撼落下了悔恨的泪水。

一年前，刚刚16岁的王撼还在本市的一所中职学习。很快，他就和一些社会闲散人员有了来往。迪吧、迪厅这些娱乐场所深深地吸引着王撼和他的"朋友"们。一来二去，王撼便成了迪厅和迪吧中的常客。并且学也不去上了，直至最后辍学。随着时间的流逝，经常出入迪厅的王撼，没有了当初进入迪厅时那种惬意的感觉，他和许多人一样，感觉到了麻木，似乎失去了这种对蹦迪的兴奋感觉。王撼说，如果当时他就此放弃这种娱乐方式，那后来的事也就不会发生了。

偏偏就在这时，一个人出现了，那是他在经常去的一家迪厅中认识的一个朋友，大家都叫他晖哥。晖哥好像和来这里蹦迪的人都挺熟，而且人缘还特别好，他总是请王撼喝啤酒或是饮料。一次，晖哥看到王撼不再到舞池中狂舞，便随意地和王撼攀谈起来。王撼声称，这样蹦来蹦去实在没有什么意思。晖哥便笑了起来，诡秘地称，如果敢尝试，就会从蹦迪中体会到一种从未有过的感觉。两天后的一个晚上，晖哥给王撼打来电话，邀请他到迪厅蹦迪，并称会给王撼一个惊喜。王撼什么也没想便应邀而去。在一个休息桌前，晖哥已经和几个王撼曾经见过面的男女青年围坐在一起，王撼刚一落座，一杯饮料便被送到面前。晖哥神秘地称："今天喝下这杯饮料，再蹦迪肯定会有不一样的感觉。"王撼于是一饮而尽，然后与晖哥等人进入了蹦迪的人群。王撼说，起初，他并没有什么感觉，可是到了后来，他好像特别兴奋，而且觉得越蹦越起劲，那天晚上他几乎没有休息，一直蹦到最后散场。王撼说当时他有一种不可名状的感觉。后来他才知道，那杯饮料里掺有摇头丸。

为了寻求这种刺激，王撼每次蹦迪前，都要喝上一杯这样有特殊成分的饮料。就这样，王撼走上了吸毒之路，随后王撼还吸食上了冰毒。王撼称，有人曾经对他说，吸食摇头丸和冰毒这样的毒品，不会对人有伤害。当时，他也就信以为真了，没想到，随着吸食时间的不断增长，他渐渐脱离了正常人的生活，甚至产生了幻觉，觉得家中一幅画中的人物活了，并且和自己攀谈起来，就这样，他自言自语地说了多半宿话。

如今，王撼已基本离开了毒品，他说，是毒品就有危害，希望人们能够从他身上得到教训，特别是与他年龄相仿的具有好奇心的青少年们，在交友中一定要谨慎，切莫因此误入歧途。

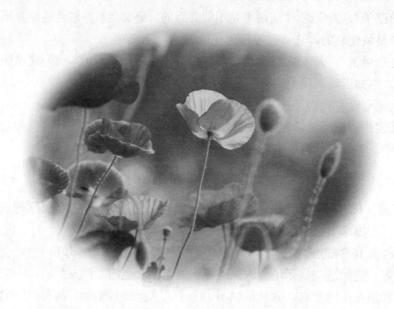

第二十三课　学　会　感　恩

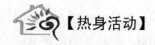【热身活动】

欣赏MV《感恩的心》

观看手语操《感恩的心》视频，师生共同用手语操表达心声。

【心灵聚焦】

"爸，给我送两百元钱来"，萧山正给他的父亲打电话。

"哦，要这么多钱干吗？上周拿的钱用完了？你怎么了？没生病吧？"电话里传来父亲急切的声音。

"嗯，没啥大事，我没时间多说，我在老师的办公室，你明天来呀！"萧山明显地不耐烦了。

第二天，父亲没有来。

第三天过去了，父亲还没来。萧山忍不住了，向老师请假说要回家拿钱，老师就给他家里打电话，他爸说下午就来。

下午，萧山的父亲来了，一瘸一拐的，老师不忍心，就把萧山叫到办公室来见父亲。一进门，看到坐在椅子上的父亲，萧山就不耐烦了："明明说第二天来，都拖几天了，现在才来！钱呢？"

父亲站起来，把钱递给他，拖着一条腿。老师看在眼里，问："您的腿怎么了？"

"哦，那天准备来，正好邻居骑摩托车到城里办事，我就搭车。可谁知路上被别人撞了，我也摔了下来，幸好没多大关系，只伤到了皮肉。"萧山的父亲说着，动了一下腿。老师接着说："那真是万幸，坐摩托车挺危险的，你用消炎药了吗？""唉，老师，咱这身子骨贱，不用药也会好的。"边说边叹气，把头埋了下去，眼角的泪花隐约可见。

萧山一点也没安慰父亲，瞪了父亲一眼："谁不让你用药了？丢人现眼！"

父亲张口结舌的望着儿子，一句话都说不出来。

亲爱的同学们，当我们习惯于衣来伸手，饭来张口，习惯于接受和索取的时候，能否体谅一下父母的艰辛？生活需要感恩，这样才能让爱生爱。人生不如意事十之八九，怀着感恩的心生活，我们就会以坦荡的心境、开阔的胸怀应对生活中的酸甜苦辣，让原本平淡的生活焕发出迷人的光彩！

 【活动体验】

活动一　爱的天平

当我们年轻的时候不懂事，当我们懂事的时候已不再年轻。世上有些东西可以弥补，但有些东西却永远无法补偿。所以现在的我们，就要对父母多一份关心，尽一份孝心。也许它只是一杯粗茶，也许它只是一碗淡饭，但在爱的天平上，他们等值，因为——孝心无价。

在图 6-1 所示的方框里填上你对父母的爱和关心具体表现在哪些活动上，父母对你的爱和关心具体表现在哪。

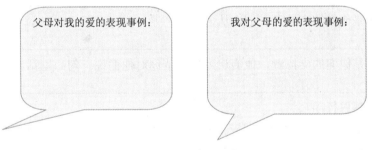

图 6-1　爱的天平

（1）两个方框的事例平衡吗？为什么？以后你打算怎样做？

_____

_____

（2）父母容不容易？你有没有分担父母的艰辛？在你的记忆中，父母做的最令你感动的一件事是什么？

_____

_____

（3）对自己父母不满意的同学，说一说你认为谁的父母最理想。

_____

活动二　我的支持系统

每个人都离不开许多关心、欣赏、帮助、支持你的人，他们组成你的支持系统，使你健康成长；你对别人的感激、理解、宽容和支持，也会成为别人的支持系统，激励着别人将爱心传递。按下面的要求，找出你的支持系统，并进行反思。

（1）把自己的名字写在最里面的圈内。

（2）根据获得心灵支持的程度，从内向外（越靠近中心，表示支持的力度越大）依次填写支持你的人，如图6-2所示。

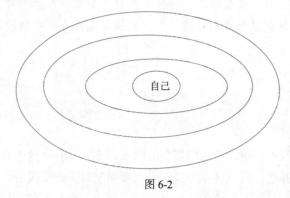

自己

图6-2

（3）小组分享

他们为什么会成为你的支持系统？

_____

如果你也是他们的支持者，他们认为你：

_____

如果你不是他们的支持者，他们认为你（请你对他们说一句心里话）：

_____

活动三　感恩行动

假如今天是你18岁成年日，请你设计一份感恩计划。18年来，需要感谢的人很多，请你选择3个最想感谢的人，然后设定表达方式。

（1）设计感恩计划，包括感恩方式。

_____

（2）将感恩付诸行动，把感受记录下来，并与同学分享。

_____

_____

　【心理宝典】

"感恩"，一个熟悉而又神圣的话题，它时常出现在我们的生活中，滋润我们的心灵。

　　"感恩"二字，牛津字典给的定义是："乐于把得到好处的感激呈现出来且回馈他人"。人的一生中，小而言之，从小时候起，就领受了父母的养育之恩，等到上学，有老师的教育之恩，工作以后，又有领导、同事的关怀、帮助之恩，年纪大了之后，又免不了要接受晚辈的赡养、照顾之恩；大而言之，作为单个的社会成员，我们都生活在一个多层次的社会大环境之中，都首先从这个大环境里获得了一定的生存条件和发展机会，也就是说，社会这个大环境是有恩于我们每个人的。

　　感恩，说明一个人对自己与他人和社会的关系有着正确的认识；报恩，则是在这种正确认识之下产生的一种责任感。没有社会成员的感恩和报恩，很难想象一个社会能够正常发展下去。在感恩的空气中，人们对许多事情都可以平心静气；在感恩的空气中，人们可以认真、务实地从最细小的一件事做起；在感恩的空气中，人们自发地真正做到严于律己宽以待人；在感恩的空气中，人们正视错误，互相帮助；在感恩的空气中，人们将不会感到自己的孤独……

一、感恩父母

　　父母是我们人生的第一任老师，从一个孩子呱呱坠地的那一刻起，他的生命就倾注了父母无尽的爱与祝福。或许，父母不能给我们奢华的生活，但是，他们给予了一个人一生中不可替代的财富——生命。

　　父母为子女撑起了一片爱的天空，当你受伤时、哭泣时、忧郁时、难过时，你可以随时回到这里，享受父母的爱。感恩父母，即便是一件微不足道的事，只要能让他们感到欣慰，这就够了。俗话说"滴水之恩，当涌泉相报。"更何况父母为你付出的不仅仅是"一滴水"，而是一片汪洋大海。你是否在父母劳累后递上一杯暖茶，在他们生日时递上一张卡片，在他们失落时奉上一番问候与安慰？他们为我们倾注了心血和精力，而我们又何曾记得他们的生日，体会他们的劳累？又是否察觉到那一缕缕银丝，那一丝丝皱纹？

二、感恩老师

　　感恩老师，给我前进的动力；感恩老师，给我飞翔的翅膀；感恩老师，给我指明人生的方向；感恩老师，给我放眼世界的慧眼……老师就像是一支红烛，一点一点地融化我们心灵的冰川，走近我们的心灵，让我们远离寂寞。她给我们的爱，轻轻的，柔柔的，像茉莉一般，散发着沁人心脾的香味。老师的爱，无私中透露着平凡，却又暗含一些伟大。它像一股暖流，渗入我们的心田；像一种呼唤，帮助我们落寞的心灵找到回家的路；像一阵春风，给我们温暖和温馨。我们的老师，没有华丽的舞台，没有簇拥的鲜花，一支支粉笔是他们耕耘的犁头；三尺讲台，是他们奉献的战场。他们的幸福，是桃李满天下，是学生唤他的一声"老师"。感恩老师，用优异的成绩，用可骄的成功，用你一点一滴的进步来告诉老师，"老师，我能行"，"老师，谢谢您"。

三、感恩他人

　　朋友相聚，酒甜歌美，情浓意深，感恩上苍，给了我们这么多的好朋友，让我们尽情享受着朋友的温暖，生活的香醇，如歌的友情。听说过这样一个故事：一个生活贫困的男孩为了积攒学费，挨家挨户地推销商品。他的推销进行得很不顺利，傍晚时他疲惫万分，饥饿难耐，绝望地想放弃一切。走投无路的他敲开一扇门，希望主人能给他一杯水。开门的是一位美丽的年轻女子，她笑着递给了他一杯浓浓的热牛奶。男孩和着眼泪把它喝了下去，从此对人生重新鼓起了勇气。许多年后，他成了一位著名的外科大夫。

一天，一位病情严重的妇女被转到了那位著名的外科大夫所在的医院。大夫顺利地为妇女做完手术，救了她的命。无意中，大夫发现那位妇女正是多年前在他饥寒交迫时给过他那杯热牛奶的年轻女子！他决定悄悄地为她做点什么。

一直为昂贵的手术费发愁的那位妇女硬着头皮办理出院手续时，在手术费用单上看到的是这样七个字：手术费：一杯牛奶。那位昔日美丽的年轻女子没有看懂那几个字，她早已不再记得那个男孩和那杯热牛奶。然而，这又有什么关系呢？

人生道路，曲折坎坷，不知有多少艰难险阻，甚至遭遇挫折和失败。在危困时刻，有人向你伸出温暖的双手，解除生活的困顿；有人为你指点迷津，让你明确前进的方向；甚至有人用肩膀、身躯把你擎起来，让你攀上人生的高峰……你最终战胜了苦难，扬帆远航，驶向光明幸福的彼岸。那么，你能不心存感激吗？你能不思回报吗？感恩的关键在于回报意识。回报，就是对哺育、培养、教导、指引、帮助、支持乃至救护自己的人心存感激，并通过自己十倍、百倍的付出，用实际行动予以报答。

四、感恩大自然

我们生活在大自然里，大自然给予我们的恩赐太多。没有大自然谁也活不下去，这是最简单的道理。对太阳的"感恩"，那是对温暖的领悟；对蓝天的"感恩"，那是我们对纯净的一种向往；对草原的"感恩"，那是我们对"野火烧不尽，春风吹又生"的叹服。落叶在空中盘旋，谱写着一曲感恩的乐章，那是大树对滋养它的大地的感恩；白云在蔚蓝的天空中飘荡，描绘着那一幅幅感人的画面，那是白云对哺育它的蓝天的感恩。

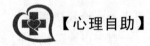

【心理自助】

第二次生命

2008 年 5 月 12 日，四川汶川发生大地震，在这次灾害中，我们可以看到很多让我们流泪的故事，特别是亲情的故事。

有一位母亲，当抢救人员发现她的时候，她已经死了，是被垮塌下来的房子压死的，透过那一堆废墟的间隙可以看到她死亡的姿势，双膝跪着，整个上身向前匍匐着，双手扶着地支撑着身体，有些像古人行跪拜礼，只是身体被压得变形了，看上去有些诡异。救援人员从废墟的空隙伸手进去确认了她已经死亡，又再冲着废墟喊了几声，用撬棍在砖头上敲了几下，里面没有任何回应。当人群走到下一个建筑物的时候，救援队长忽然往回跑，边跑边喊"快过来"。他又来到她的尸体前，费力的把手伸进女人的身子底下摸索，他摸了几下高声地喊"有人，有个孩子，还活着"。经过一番努力，人们小心地把挡着她的废墟清理开，在她的身体下面躺着她的孩子，包在一个红色带黄花的小被子里，大概有3、4个月大，因为母亲身体庇护着，他毫发未伤，抱出来的时候，他还安静地睡着，他熟睡的脸让所有在场的人感到很温暖。随行的医生过来解开被子准备做些检查，发现有一部手机塞在被子里，医生下意识的看了下手机屏幕，发现屏幕上是一条已经写好的短信"亲爱的宝贝，如果你能活着，一定要记住我爱你"，看惯了生离死别的医生却在这一刻落泪了，手机传递着，每个看到短信的人都落泪了。

倒塌废墟救出的许多母亲都用自己的身体给孩子支撑出生命的空间，虽然她们的姿势各不相同，可灾难发生的一刹那她们本能地把自己的生命当成了孩子的屏障。

这就是父母的爱：会使人坚定和勇敢；会使人产生信赖和力量；会使人创造奇迹。

男孩和他的树

从前，有一棵巨大的苹果树。

一个小男孩每天都喜欢在树下玩耍。他爬树，吃苹果，在树荫下小睡……他爱树，树也爱和他玩。

时间过得很快，小男孩长大了，他不再每天都来树下玩耍了。

一天，男孩来到树下，注视着树。

"来和我玩吧！"树说。

"我不再是孩子了，我再也不会在树下玩了。"孩子回答道，"我想要玩具，我需要钱去买玩具。"

"对不起，我没有钱……但是，你可以把我的苹果摘下来，全去卖掉，这样你就有钱了。"

男孩兴奋地把所有的苹果都摘下来，高兴地离开了。男孩摘了苹果后很久都没有回来。树很伤心。

一天，男孩回来了，树很激动。

"来和我玩吧！"树说。

"我没时间玩，我得工作，养家糊口。我们需要一幢房子，你能帮助我吗？"

"对不起，我没有房子，但是你可以砍下我的树枝，拿去盖你的房子。"男孩把所有的树枝都砍下来，高兴地离开了。

看到男孩那么高兴，树非常欣慰。但是，男孩从此很久都没回来。树再一次孤独、伤心起来。

一个炎热的更日，男孩终于回来了，树很欣喜。

"来和我玩吧！"树说。

"我过得不快乐，我也一天天变老了，我想去航海放松一下。你能给我一条船吗？"

"用我的树干造你的船吧，你就能快乐地航行到遥远的地方。"男孩把树干砍下来，做成了一条船。

他去航海了，很长时间都没有露面。

最后，过了很多年，男孩终于回来了。

"对不起，孩子，我再也没什么东西可以给你了……"树说。

"我已经没有牙咬苹果了。"男孩回答道。

"我也没有树干让你爬了。"树说。

"我已经老得爬不动了。"男孩说。

"我真的不能再给你任何东西了，除了我正在死去的树根。"树含着泪说。

"我现在不再需要什么了，只想找个地方休息。过了这么些年，我累了。"男孩回答道。

"太好了！老树根正是休息时最好的倚靠，来吧，来坐在我身边，休息一下吧！"

男孩坐下了，树很高兴，含着泪微笑着……

这是每个人的故事，树就是我们的父母。当我们年幼的时候，我们愿意和爸爸、妈妈玩。当我们长大成人，我们就离开了父母，只有我们需要一些东西或者遇到麻烦时才会回来。无论怎样，父母总是支持我们，竭力给我们每一样能让我们高兴的东西。

你也许会想，男孩对树太残酷了，但是，那正是我们所有人对待父母的方式啊！

对于等待的人，时间过得太慢。对于恐惧的人，时间过得太快。对于悲伤的人，时间总是太长。对于享受的人，时间总是太短……但是，对于那些在爱的人，时间却是永恒的。

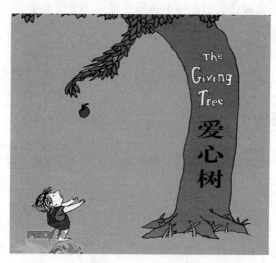

第二十四课　把挫折当存折

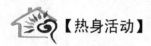【热身活动】

"我喜欢你""一边去""我喜欢你"

同位之间相对而坐，看着对方的眼睛，甲同学对乙同学说 "我喜欢你"，乙同学要回应说 "一边去"，甲同学要再说一次 "我喜欢你"，依次进行下去；然后再互换角色进行。体会说话时自我的内心感受，最后请同学们分享。

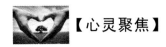【心灵聚焦】

驴子的故事

有一天，农夫的一头驴子不小心掉进一口枯井里，农夫绞尽脑汁想要救出驴子，几个小时过去了，驴子还在井里哀号着。最后，农夫决定放弃，他想这头驴子已经老了，不值得大费周折地把它救上来，但是不管如何这口井是一定要填起来的。于是农夫就找邻居帮忙，准备一起将井里的驴子埋了，以免除驴子的痛苦。

大伙人手一把铲子，开始将泥土铲进井里，当这头驴子意识到自己的处境时，刚开始哭得很凄惨。但出人意料的是，一会儿它安静下来了。大家好奇地往井底一看，出现在眼前的情形令他们大吃一惊：当铲进泥土落到驴子的背上时，它将泥土抖落一旁，然后站到泥土堆上面。就这样，驴子一步一步地上升到井口，然后在众人的惊讶中快步跑开了。

应聘者的悲剧

有一次，日本松下电器公司招聘一批基层管理人员，经过一周的考核之后，选出了10位佼佼者。当松下幸之助对被录取者一一过目时，发现有一位面试时给他留下深刻印象的年轻人未在10人之列。这位青年名叫神田三郎。于是，松下幸之助当即派人复查考试情况。结果神田三郎的成绩名列第二，只因计算机出了故障，把分数和名字排错了，导致落选。松下幸之助立即吩咐纠正错误，给神田三郎发录取通知书。

第二天，公司派人转告松下幸之助先生一个惊人的消息：神田三郎因没有被录取自杀了。听到这一消息，松下沉默了好长时间，一位助手在旁也自言自语道："多可惜，这么一位有才干的青年，我们没有录用他。""不"松下摇摇头说："幸亏我们公司没有录用他。意志如此不坚强的人是干不成大事的。我为电脑操作的失误深表遗憾，为这位学生的不幸感到惋惜。但是从企业的角度来看，我却感到庆幸。"

人生遭遇挫折在所难免，正如《真心英雄》所唱的："不经历风雨，怎能见彩虹。"没有挫折的人生是不完美的，没有经历挫折也就没有风雨之后的彩虹。但是，挫折是一把双刃剑，它既能催人奋进，也能使人一蹶不振。它是强者自强的开端，也是弱者自卑的开始。面对挫折，老师相信，同学们一定能以积极的人生态度，主动采用合适的方法去应对，经受住挫折的考验，显示出强者的意志风范，谱写出美丽的人生乐章。

【活动体验】

活动一　谈一谈
请同学们结合自身实际或身边的人和事谈谈：你认为什么是挫折？

活动二　晒一晒

晒一晒自己经历的印象最深刻的一次挫折，心情如何？当时是怎样应对的？

首先把自己经历的印象最深刻的一次挫折、当时的心情以及应对的方法写在纸上，然后在小组内交流，并在每个小组内推选一至二人在全班交流。

活动三　辩一辩

周强每月的薪水只有1200元，每天做的事情却比别人多几倍，感觉就是一个打杂跑腿的。他觉得这样干下去根本就没有出头之日，渐渐有了一种挫败感，总感到自己这也不行，那也不行，什么都比不上别人，忧郁、烦恼、焦虑也纷至沓来。心烦意乱之时，自己的业务总是被别人抢走，公司还毫不客气的扣了奖金。周强郁闷极了，好几次都与同事发生了激烈的争执，甚至想出手打人，而事过之后，他又为自己的冲动后悔不已……

（1）周强在工作中遇到了挫折，他该怎么做呢？谈谈自己的看法。

_____

_____

（2）面对挫折，我们用什么样的办法和方式去应对从而提高我们的抗挫折能力呢？

_____

_____

【心理宝典】

一、挫折的含义

通俗的说挫折就是"碰钉子"。（遇到困难和挫折）在心理学上，指一种情绪状态。它指一个人从事有目的的活动中，由于受到阻碍或干扰，致使个人动机或目的无法实现，个人需要得不到满足而产生的消极心理感受。

中学生的心理挫折主要存在于以下4个方面。

（1）学习方面：成绩不理想，求知欲得不到满足等；

（2）人际关系方面：被老师误解，受同学的排斥，交不到说心里话的朋友等；

（3）兴趣、愿望方面：兴趣得不到支持等；

（4）自我尊重方面：得不到老师和同学的信任，没选上班干部，学习成绩不如别人。

挫折可能引起一系列身心反应，如全身紧张、焦虑、难以入睡、愤怒、抑郁、苦恼、烦躁等。持久的负性情绪，还会引起生理器官功能失调。因此当挫折来临时，我们应以积极的方式去面对。

二、挫折产生的原因

造成挫折有多方面的因素，这些因素包括以下几个方面。

1. 环境因素

（1）自然因素：指由于恶劣的气候和严重的自然灾害造成的损失或失败，也包括人世间生老病死等，这些都是人的能力不可抗拒的。

（2）物质因素：停电、断水、车船误时等。

（3）社会因素：指人们在社会生活中遭到的各种人为因素的打击、阻碍，如同学之间的矛盾，家长和老师的不理解，对某些学科不感兴趣等。

2．个人因素

它是指由于自己的体力、智力、外貌以及某些生理缺陷带来的限制，造成个人的愿望目标无法实现，如目标不当，自我估计过高，不能达到预期目的，适应不良，对环境缺乏了解。

三、正确认识挫折

1．挫折是普遍存在的

在社会生活中，每个人都会有各种需要得不到满足、愿望目标的实现受到阻碍或遇到天灾人祸的打击而遭受挫折。可以说，挫折是一种普遍存在的现象。挫折是生活中的组成部分，每一个人都会遇到，不是遇到这种，就是遇到那种，不是遇到大的，就是遇到小的。所谓"一帆风顺""万事如意"往往只是人们的良好希望而已，但是"天有不测风云，人有旦夕祸福"倒是司空见惯的。

有人说：没有河床的冲刷，便没有钻石的璀璨；没有挫折的考验，便没有不屈的人格。成功常常在失败中诞生，顺利往往伴随挫折而来。是挫折让人们经受考验，得到锻炼，让人们在痛苦之中奋发向上、在积累经验中走向成功。

2．挫折是人生的财富

有这么一个故事，或许对大家有所启示：草地上有一个蛹，被一个小男孩发现并带回了家。过了几天，蛹上出现了一道小裂缝，里面的蝴蝶挣扎了好长时间，身子似乎被卡住了，一直出不来。天真的孩子看到幼小的蝴蝶痛苦挣扎的样子十分不忍。于是就拿起剪刀帮忙把蛹剪开了。然而，由于这只蝴蝶没有经过破蛹前必须经过的痛苦挣扎，以至出壳后身体臃肿，翅膀干瘪无力，根本飞不起来，不久就死了。自然，这只蝴蝶的欢乐也就随着它的死亡而永远地消失了。

蝴蝶只有经历了脱茧的挣扎与痛苦，才能飞舞于天空。这个故事说明了一个人生的道理，要得到欢乐和成功就必须能够承受痛苦和挫折，这是对人的磨炼，也是成长必经的过程。没有成长挫折的人生是不完美的，没有经历挫折，也就没有风雨之后的彩虹，人只有经过挫折磨砺，才能走向成功。挫折是一个新的起点，一切挫折和失败，都为崛起提供不可多得的思考和契机。体验痛苦，经历挫折，你就逐步走向成熟，挫折是人生的财富。

3．挫折是一把双刃剑

1976 年，唐山大地震摇撼整个中国，制造了很多不幸。

王家兄弟是大地震幸存者，他们死里逃生，被救援人员从废墟中挖了出来。政府帮助他们盖了新房，解决了温饱问题。哥哥念念不忘失去的一切，成天念叨着死去的妻子、儿子，还有猪呀、鸡呀。弟弟不但失去妻子、女儿和全部家产，还失去一条右腿。但他想：我还活着，真幸运，感谢上天给我留下一条腿和一双完好的手，我能给自己做饭、穿衣，还能帮人干活。

哥哥常把得到的东西抛在脑后，对失去的东西念念不忘，整天陷入忧郁和痛苦之中，因而患上胃溃疡和心脏病，不几年就死在医院里。弟弟珍视现有的一切，用心享受已得到的幸福。虽然失去一条腿，但他学会了修鞋。看到别人穿上他修好的鞋子，投来满意的目光时，他会情不自禁地说："活着真好。"

因此我们说挫折是一把双刃剑，可以使弱者倒下去，也可以使强者站起来。兄弟俩同遭不幸，哥哥整日哀怨于以往的不幸，无所事事，活着如同死去；弟弟却能从阴影中走出，体验到生活的美好，原因在于他不畏挫折，能够正视现实，积极勇敢面对挫折。

面对挫折，不同的人有不同的态度，不同的人有不同的应对方式和解决方法。

第一，消极态度（向挫折屈服）：因受挫折而陷入焦虑不安、悲观失望的情绪中不能自拔，甚至自暴自弃；

第二，积极态度（勇敢战胜挫折）：面对挫折冷静思考，分析原因寻找解决办法，走出困境，并成为强者。

四、如何提高挫折承受力

1. 接受现实

面对生活中的不顺心、不如意，如果我们只是一位地抱怨，自暴自弃，破罐子破摔，那只会让我们的生活越来越不顺心，越来越不如意。因为，抱怨不能解决任何问题。当我们面对无法改变的现实时，与其一味地抱怨还不如接受现实。请记住：改变我们所能改变的，接受我们不能改变的。

2. 合理宣泄

面对挫折，有人惆怅，有人犹豫，此时不妨找一两个亲近的人、理解你的人，把心里的话倾诉出来，或到没人的地方大声喊出来。从心理健康角度而言，宣泄可以消除精神压力，减轻精神疲劳。

3. 调整视角

英国作家萨克雷有句名言："生活是一面镜子，你对它笑，它就对你笑；你对它哭，它也对你哭。"不要抱怨我们得到的太少，换个角度，我们会发现，其实我们已经拥有了很多，只是没有发现而已。

4. 自我安慰

学会幽默，自我解嘲，进行自我安慰。当遭受挫折时，不妨采用阿Q精神胜利法、"酸葡萄心理""失败是成功之母""有失有得""吃亏是福"等心态来调节一下失衡的心理。

5. 寻找心理救助

当我们遭受挫折，不知所措又无法自己解决时，不妨寻求心理支持，求助于老师或心理咨询机构。心理老师和心理医生的循循善诱和心理辅导会使你从"山重水复疑无路"步入"柳暗花明又一村"。

面对挫折还有很多种方法，这几种与同学们共勉。

当我们面对挫折时，我们要根据自己的实际情况，寻求合适的解决方式。同时还要加强修养，刻意锻炼，提高心理承受力。

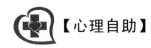【心理自助】

你是胡萝卜、鸡蛋还是咖啡豆

真金需要火炼，经历过苦难的人，人格会更完善。但是，当苦难来临时，人们的反应各不相同。

有个女孩向做厨师的父亲抱怨说，困难与问题总是一个跟着一个。她说，也许向生活投降就不会这样累了。

父亲把女儿带到厨房，给3只锅加上水，分别放了胡萝卜、鸡蛋和咖啡豆，打开火。他一句话不说，等着水沸腾。

女儿很不耐烦地问父亲到底要做什么。20分钟后，父亲关了火，把3种东西盛出。他问女儿："孩子，你看到了什么？"

"胡萝卜、鸡蛋和咖啡。"女儿回答。他让女儿用手摸摸胡萝卜。女儿发现胡萝卜变得很软了。之后，他又让她剥开蛋壳，拿出煮熟的鸡蛋清和蛋黄。最后让她尝尝咖啡。女儿微笑着品尝了香醇的咖啡，好奇地问："父亲，您想告诉什么呢？"

父亲说："这3样东西刚刚都经历了沸水的洗礼，但它们的反应却不一样。胡萝卜刚放进水里时很硬，但是在沸水里煮一会儿就变软了，容易对付了。鸡蛋到了沸水里，起初薄薄的壳可以保护内部的液体。但是只要煮一会儿，它的内部就变硬了。只有咖啡豆是独一无二的，它将水变成了咖啡。女儿，那你是它们三者中的哪一个呢？当困难和挫折找上门来，你是如何回应的呢？你是胡萝卜吗？表面上看起来强硬，但只要一碰到挫折、痛苦就变得软弱无能。或者你是鸡蛋？刚开始还有一颗柔韧的心，有洒脱的精神，但经历了苦难后，外表看起来没有什么变化，但苦难使你的内心变得麻木冷酷了。""要么你是咖啡豆？沸水带给它痛苦，但它却将水改变。当水达到沸点时，正是咖啡最香浓的时候。如果你是咖啡豆，当苦难到来时，你就会以积极乐观的态度去回应，不放弃，不投降，尽力将困难溶化成芳香甜美的咖啡。"

你又是这三者中的哪一个呢？

第七单元
自我发展

"在青春期发现和认识自我是一场哥白尼式的革命。"我是谁？我为什么与别人不同？成长的我们身上发生的变化都在促使我们去探索自我，为发展和完善自我奠定基础。拥有自我是一种必然，也是一种困惑。认识自己，接受自己，才能真正拥有自我，真实地面对生活。

有什么样的个性就有什么样的选择；有什么样的选择就有什么样的收获；有什么样的目标和价值观，就有什么样的人生之果。有位著名的诗人曾说过："你是自己命运的主人，是自己灵魂的领航人，要过什么样的人生就全看你自己"。因此，不要轻视设定目标的重要，此刻就立下决定，因为在前面不远处，就是你的未来。

人一生的终极任务是咬住个性，扬长避短，不断修剪个性的乱枝，随时修正个性发展的方向，发展并确定自己的形象，让自己成为一个独特的人。就像有人说的那样，是白杨你就挺拔些；是垂柳，你就婀娜些；即使是一株小草，也要给大地带来一丝绿色。

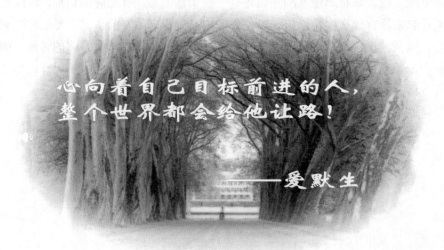

心向着自己目标前进的人，
整个世界都会给他让路！

——爱默生

第二十五课　我的未来不是梦

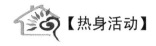【热身活动】

"我的目标我做主"

1. 请两同学到黑板前演示。

2. 两同学面向全体同学站立，左脚向左跨半步，两臂平举，开始向左转，手指向外与手臂成一直线。

3. 当身体转到一直线时，老师在手指指向的黑板某处标定一个记号，然后翻转身体，恢复原状。此刻，请两位同学闭上眼，在脑海里浮现转身的画面，不过，你转身的角度要比刚才转的更大。

4. 这样的意想画面做两三次后，请睁开眼，实际转一次，看看跟刚才转的有何差异。

【心灵聚焦】

人，万万不能没有目标

　　美国有一位妇女，名字叫弗罗伦斯·查德威克，她是第一位横渡英吉利海峡的女性。在这个壮举之后，她决定要横渡卡塔丽拿海峡，这个海峡比她原来横渡的海峡还要宽。也就是要从加利福尼亚海岸线21英里的地方——卡塔丽拿岛出发，然后游向加州的海岸。要是成功了，她就是第一个游过这个海岸的妇女。

　　1952年7月4日早上，加利福尼亚西海岸以及附近的太平洋海面，雾非常的浓。海水特别冷，冻得她身体发麻，最主要是雾特别大，她就连护送自己的船都看不到，所以她就一个人在海中游。而千百万观众，是通过电视转播在观看。

　　时间一个小时一个小时过去了，在经过15个小时之后，她仍然在游。可最后，她感到又冷又饿，却仍然看不到目标，她知道自己不能再游了，于是请求教练和随行的母亲把她拉上船。他们告诉她，你不要放弃，只要再坚持一下就到了。但是，由于她看不到加州海岸，决定放弃。这时她游了15个小时55分钟，那时离加州海岸只有半英里。

　　后来她总结说，让她放弃的不是饥饿，也不是冷，更不是疲劳，最主要是浓雾让她看不到目标。她说，如果我看得到陆地，我绝对不会放弃。

　　可见，迷茫的目标，正是使她信念动摇的原因。人，万万不能没有目标。（两个月后，她终于成功渡过了这个海峡）

　　大仲马说："生活没有目标就像航海没有指南针。"人生的海洋宽广而深邃，有了目标，才不至于走入迷途，不至于在惊涛骇浪里不知所措。明确的人生目标是指引人生的"罗盘"，主动权把握在自己的手中。

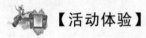【活动体验】

活动一　我的目标清单

（1）仔细想一想，目前的生活中，哪些事情是你所关心的？哪些事情是你想要做的？尽可能多的一件一件写下来，填在下表最左边的一列中。

（2）对你写出的每件事或活动进行归类（从下面的参考中选出合适的一项，分别填入下表的第二列）。

★时间方面　　　　　★社会参与方面　　　　★个性方面

★金钱方面　　　　　★知识方面　　　　　　★职业与生涯方面

★能力方面　　　　　★饮食方面　　　　　　★友谊、亲密关系方面

★自主方面　　　　　★休闲方面　　　　　　★认同与社会价值方面

（3）你认为哪些事情是非常紧迫，且对你来说是极为重要的？在下表的第三列进行标记（★★★非常紧迫极为重要，★★紧迫重要）。

（4）审视你所写的目标清单，预期一下每一个目标达成的时限，一至三年？三至五年？五至十年还是二十年？将其填在表7-1所示的最后一列中。

表7-1　　　　　　　　　　　　　我的目标清单

目前最关心或今后要做的事	类别	重要程度	达成时限

（5）选出未来三年你的四个重要目标，写下你实现它们的真正理由和实现这些目标对你未来人生的重要性。

_____

_____

（6）假如你所指定的目标不能实现，是什么阻碍你的前进？这些限制是否会成为你实现目标的绊脚石？你会怎样克服这些限制？

_____

（7）请你针对自己的重要目标，定出一个实现他们的详细步骤。

_____

_____

活动二　未来之旅

（播放轻松、舒缓的音乐，教师用轻柔的语调述说）请同学们闭上眼睛，放飞自己的想象。

现在大家乘坐一架时光机器走向我们的未来，一条人生的大路向我们慢慢展开，路上会看到一些我们曾经向往的事情变成现实。现在，来到了我们的毕业典礼上。（停顿）我看到了毕业时的自己，在做什么，心里在想什么？（停顿）时光机器继续向未来开去。毕业几个月后，（停顿）"这时我在哪里，正在做什么，已经工作了吗？从事什么职业？（停顿）时光机器转眼就驶到了我们 30 岁的时候，（停顿）"我所从事的职业是什么？有没有取得一定的成绩？有没有实现年轻时的理想？过得幸福吗？……（停顿）OK，时光机器回到现实中，睁开眼睛。

想一想，你对未来之旅有何感想？写下来，在小组内分享一下。

_____

_____

活动三　我的宣言

我要为每一天、每一周、每一月、每一年甚至我的一生确定目标：我要珍惜我生命中的每一天，我要坚持不懈，直到成功。我不怕挫折，不怕失败，因为生命的奖赏不在起点附近，而在旅途的终点，只要持之以恒，什么都可以做到。我坚信，沙漠尽头有绿洲，美丽的蓝图，宏伟的规划，只要有正确的方法和持续的行动，一切都将成为现实。我现在就付诸行动，我绝不动摇，我绝不放弃。我现在就付诸行动，我马上就会走向成功。

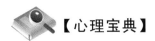【心理宝典】

目标对人生的影响

有位著名的诗人曾说过：你是自己命运的主人，是自己灵魂的领航人，要过什么样的人生就全看你自己。因此，不要轻视设定目标的重要，此刻就立下决定，因为在前面不远处，就是你的未来。

1970 年，哈佛大学有一个非常著名的关于目标对人生影响的跟踪调查。对象是一群智力、学历、环境等条件都差不多的年轻人。其中：

27%的人，没有目标；

60%的人，目标模糊；

10%的人，有比较清晰的短期目标；

3%的人，有十分清晰的长期目标。

25 年的跟踪调查发现，他们的生活状况十分有意思。

那 3%的人，25 年来几乎都不曾更改过自己的人生目标，他们始终朝着同一个方向不懈地努力。25 年后，他们几乎都成了社会各界顶尖成功人士，他们中不乏白手创业者、行业领袖、社会精英。

那 10%的人，大都生活在社会的中上层。他们的共同特点是：那些短期目标不断地被达到，生活质量稳步上升。他们成为各行各业不可缺少的专业人士，如医生、律师、工程师、高级主管等。

那 60%的人，几乎都生活在社会的中下层面。他们能安稳地生活与工作，但都没有什么特别的成绩。

剩下的 27% 的人，他们几乎都生活在社会的最底层，他们的生活都过得很不如意，常常失业，靠社会救济，并且常常在抱怨他人，抱怨社会。

调查者因此得出结论：目标对人生有巨大的导向性作用。成功在一开始仅仅是一个选择。你选择什么样的目标，就会有什么样的成就，就会有什么样的人生。

如何确立并实现自己的目标

一、目标要明确、具体

不明确的目标不能激发学习动机，只有明确的目标都才能使自己了解差距，找到努力方向，增强信心。目标确立后，还要学会把目标具体化，这样才便于目标的操作、实施。要注意目标设置的层次性，如把目标分为近期目标、中期目标、长期目标等。有个实验，把一组跳过一米的学生，随机分成两组进行训练，告诉一组一定要跳过 1.15 米，告诉另一组尽量跳的高一点。训练的结果是：告诉要跳过 1.15 米这一组的成绩好于没有具体目标的那一组。这个实验说明，只有跳得高的愿望还不够，必须有明确具体的目标，才更能激发人的斗志。

二、目标的难易程度要适当

轻而易举就能达到的目标不会使人产生动力，高不可攀的目标也会令人望而却步。所以确定的目标一定要从自身的条件和能力出发，切忌盲目，好高骛远。

三、目标的设置要符合自身实际情况

选择个人学习目标不能离开个体所处的环境和条件，如所在学校的学习条件、家庭的经济条件、自身的素质等。目标没有可行性，激励作用也就无从谈起。

四、分解你的目标

目标的确定仅仅是成功的第一步，如果缺乏一步一个脚印的行动，再好的目标也只是纸上谈兵。所以，我们必须把远大的目标化成实际的行动计划，把宏伟的蓝图换算成具体的执行措施。成功者的经验告诉我们，把大目标化成小目标，分个实施，各个击破，可以取得明显的成效，如图 7-1 所示。

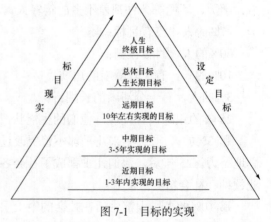

图 7-1　目标的实现

五、坚持你的目标

有些同学给自己制定的目标不少，实现的却很少。究其原因，就是缺乏坚持。目标的实现，往往不是一下子就能达到的，它需要你的坚持、坚持、再坚持。

六、放弃你的目标

你没有看错！是"放弃你的目标"。这与上面的"坚持你的目标"并不矛盾。当你发现某个目标实现的概率很小时，就应该毫不犹豫地放弃。特别是有些太"要强"的同学，总想在各方面都比别人强，实际上这是做不到的。如果非要做到不可，就等于给自己设置了一个永远也无法实现的目标。这注定要在生活中遭受挫折和失败。此时，如果能及时地放弃不切实际的目标，就等于甩掉了一个大包袱，轻装上阵，你会收获更多。

注一：实现目标，要从低级到高级一步步前进；而设定目标，则是由高级向低级一层层分解。

注二：目标的内容、性质可以涉及生活的任何方面，如财富、学习、工作、专业、健康、交友等。

注三：每一个目标都需要评判。

警示：许多失败，不是没有愿望，而是没有把愿望转化成具体、明确的目标！

七、立即行动，从现在开始

千里之行，始于足下。如果目标只是写在纸上而没有行动，那么最后目标只能变成一纸空谈。所以，无论什么事情，如果你确定要做了，就应该马上行动起来，只有做了才会有结果。

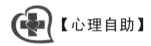 【心理自助】

小目标赢得大胜利

1984 年，在东京国际马拉松邀请赛中，名不见经传的日本选手山田本一出人意料地夺得了世界冠军。当记者采访他时，他告诉了众人这样一个成功的秘诀："我刚开始参加比赛时，总是把我的目标定在四十多公里外终点线上的那面旗帜上，结果我跑到十几公里时就疲惫不堪了，我被前面那段遥远的路程给吓倒了。后来，我改变了做法。每次比赛之前，我都要乘车把比赛的路线仔细地看一遍，并把沿线比较醒目的标志画下来，比如第一个标志是银行；第二个标志是一棵大树；第三个标志是一座红房子……这样一直画到赛程的终点。比赛开始后，我就以百米的速度奋力向第一个目标冲去，等到达一个目标后，我又以同样的速度向第二个目标冲去。四十多公里的赛程就这样被我分解成这么几个小目标轻松地跑完了。"

山田本一的话令人深思。看来，辉煌的人生不会一蹴而成，它是由一个个并不起眼的小目标的实现堆砌起来的。让我们把目标化整为零，用一个个小的胜利赢得最后的大胜利吧。

新生活是从选定方向开始的

在非洲撒哈拉沙漠中有一个叫比塞尔的村庄，它靠在一块 15 平方公里的绿洲旁，从这里走出沙漠一般需要三昼夜的时间。可是在肯·莱文1926年发现它之前，这儿的人没有一个走出过大沙漠。为什么世世代代的比塞尔人始终走不出那片沙漠？原来比塞尔人一直不认识北斗星，在茫茫大漠中，没有方向的他们只能凭感觉向前走。然而，在一望无际的沙漠中，一个人若是没有固定方向的指引，他会走出许许多多大小不一的圆圈，最终回到他起步的地方。但是自从肯·莱文发现这个村庄之后，他便把识别北斗星的方法教给了当地的居民，比塞尔人也相继走出了他们世代相守的沙漠。如今的比塞尔已经成了一个旅游胜地，每一个到达比塞尔的人都会发现一座纪念碑，碑上刻着一行醒目大字：新生活是从选定方向开始的。

一个人要想成就一番事业，就应该有一个明确的奋斗方向。沙漠中没有方向的人只能徒劳地转着一个又一个圈子，生活中没有目标的人只能无聊地重复着自己平庸的生活。

第二十六课 认 识 自 我

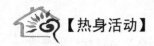

【热身活动】

"寻人启事"

每位同学为自己写一则"寻人启事"，请不要出现自己的姓名、年龄、身高等基本资料，只准描写出个人的与众不同之处，老师随机抽取，让同学们寻找丢失的同学……

【心灵聚焦】

我到底是一个怎样的人？

老师：

您好！

有些话想跟您说，向您倾诉。

我是一个外冷内热的人，同学们说我"疯"起来挡都挡不住，严肃起来，连和我说话都得小心翼翼，我总是怀疑自己是不是有多重人格？其实每当我"疯"完之后，心里总是充满无限的空虚，我害怕孤独，害怕寂寞，心里总是浮起一丝丝的忧伤，想起很多事很多人。

同学们都叫我"勇哥"（我是女生），不仅是姓名的问题，还有我平时显得很凶。似乎我是一个很坚持、很傲的人。其实，我知道那不是真正的我。我试图用一层坚强的外壳，包裹着我那柔软的内心，使它不受伤害。表面看来似乎我什么都不在乎，其实我知道我比谁都在乎，我在乎别人怎么看我，怎么说我，但我不会表现在别人面前。在背后我唯一的发泄方法就是找个无人的地方悄悄地流泪。

老师，你说我这种现象正不正常？我到底是谁？我该怎么办？

您的学生

处于青春期的我们正经历着自我意识发展的第二次飞跃，注意力从外部世界转向内部世界，非常在乎别人对自己的看法和评价。从认知水平上说，高中的学生已经具备了一定的自我分析的能力，可以对自己有一定的评价，但由于一些不良影响，尤其是我们中职生常常缺乏自信，对自己没有正确的认识，认为自己什么都不会，什么都不行，因此常常产生这样的苦恼："我到底是个怎么样的人？我整天在想些什么？别人是喜欢我，还是讨厌我？毕业后我能做什么样的工作？"

认识自我，探索自我，从而完善自我，形成客观、正确的"自我"概念，是我们面临的又一课题。

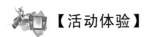 **【活动体验】**

活动一　我是谁

有的同学一定觉得写满20条太难了，这完全可以理解。拿起一面镜子，揽镜一照，你马上会说："镜中人是我"。这是最简单的"自识"。但是，要从思想上、精神上认识自我，真的不容易。

（1）请你用最短的时间完成20个句子。这些句子都是以"我是_____的人"为结构，要实事求是。

我是_____的人。

（2）请每一位同学仔细分析上面的20个句子，依据下列提示给予归类。

1. 表面性的句子有：

例如，我是在高一读书的人。

_____

_____

能反映内心世界的句子有：

例如，我是一个外表冷酷，但内心似火的人。

_____

_____

2. 正面评价的有：

例如，我是个很优秀的人。

_____

_____

消极评价的有：

例如，我是个孤独、犹豫的人。

_____

_____

3. 自己眼中的我有：

_____

_____

别人眼中的我有：

_____

_____

活动二　"三个我"

（1）用三张纸，分别列上"理想的我""现实的我""别人眼中的我"三个题目。

在"理想的我""现实的我"的题目下面从以下方面自己填写自己的真实情况。

A．身体状况（身高、体重、体型、相貌）。

我的理想身高_____ cm，我的现实身高_____ cm。

我的理想体重_____ kg，我的现实体重_____ kg。

我想要的身材_____，

而现实中的我_____。

B．我常常的情绪是（乐观、烦恼、振奋人心的）。

C．我认为我自己是（聪明、反应灵活、有点笨笨的、比一般人反应慢）。

D．社会关系状况：我与父母、同学、朋友的关系（很好，时好时坏，都不怎么样）。

E．我对自己的评价（是否爱交朋友、是否乐于助人、是否坦诚、是否孤独、是否温和……）。

（2）把"别人眼中的我"这个题目交给班中五位同学，请他（她）们从 A、B、C、D、E 几个方面写出他（她）们的看法。

_____

_____

（3）对比三个"我"，与周围同学交流一下各自的感受。

_____

_____

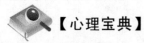 **【心理宝典】**

一、什么是自我意识

1．关于自我

自我是指个体所拥有的身体、特质、能力、抱负、家庭、工作、财产、朋友、情绪、情感、思想、智力等所有的总和。

2．自我意识

自我意识是一个人对自己的认识和评价。正是由于人具有自我意识，才能使人对自己的思想和行为进行自我控制和调节，使自己形成完整的个性。

3. 自我意识的内容

自我意识是人对自己身心状态及对自己同客观世界的关系的意识。一般认为，自我意识包括对自我的认识、自我体验和自我调控三个方面。自我认识包括三个层次。

——对自己及其状态的认识；

——对自己肢体活动状态的认识；

——对自己思维、情感、意志等心理活动的认识以及社会自我的认识等。

自我意识是人类特有的反映形式，是人的心理区别于动物心理的一大特征。

4. 自我意识的重要性

自我意识在个体发展中有十分重要的作用。

首先，自我意识是认识外界客观事物的条件。一个人如果还不知道自己，也无法把自己与周围相区别时，他就不可能认识外界客观事物。

其次，自我意识是人的自觉性、自控力的前提，对自我教育有推动作用。人只有意识到自己是谁，应该做什么的时候，才会自觉自律地去行动。一个人意识到自己的长处和不足，就有助于他发扬优点，克服缺点，取得自我教育积极的效果。

最后，自我意识是改造自身主观因素的途径，它使人能不断地自我监督、自我修养、自我完善。

积极的自我意识会促进人的发展，而消极的自我意识则会使人停滞不前。可见，自我意识影响着人的道德判断和个性的形成，尤其对个性倾向性的形成更为重要。

二、关于"自我的分化"

中职生自我意识的显著特点就是"自我的分化"，自我开始分化成观察者的"我"和被观察者的"我"。初中阶段，自我开始分化，到中职阶段这种分化表现得更为明显。中职生要比初中生更善于从旁观者的新角度来观察自己，更善于内省、思考自己和自己有关的问题。中职生还从心理上把自我分成了"理想的自我"和"现实的自我"两部分，当发现自己的理想和现实之间存在着差距的时候，就会促使自己不断努力，不断整合，以求自我完善。

三、自我意识完善的途径

1. 正确的自我认知

"人贵有自知之明"，全面而正确的自我认知是培养健全的自我意识的基础。自我认知是从多方位建立的，既有自己的认识与评价，也有他人的评价。我们不妨自己认真仔细地想一想，用尽量多的形容词描述自己，要忠实于自己的内心。在此基础上，进行第二步——客观的自我描述，描述父母眼中的我、同学眼中的我、老师眼中的我、恋人眼中的我、兄弟姐妹眼中的我，你再寻找这些描述中共同的品质，将其归类。描述的维度越多，你越会找到比较正确的自我。

2. 客观的自我评价

一个人必须建立在正确的自我认知基础上，才能正确的自我悦纳、积极的自我体验、有效的自我控制。

悦纳自我首先要接纳自己，喜欢自己，欣赏自己，体会自我的独特性，其次是理智与客观地对待自己的长处与不足，冷静地看待得与失。

3. 积极的自我提升

当人们期望自己成功时，他必然会尽自己最大的努力，并且当面临挑战性任务时，会表现出更强的坚持力，从而增加了成功的可能性，这就是对自我的提升。

另外要克服自我障碍，我们经常听说这样的故事：由于考试前身体不好，所以在大考中没有取得好成绩。这便是典型的自我障碍，为自己的考学不成功找到了适当的借口。一个渴望自我发展的人必须主动克服自我障碍，进行积极的自我提升与自我尝试。

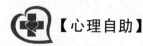 【心理自助】

改变爱因斯坦一生的一句话

爱因斯坦小时候是个十分贪玩的孩子。他的母亲常常为此忧心忡忡，母亲的再三告诫，对他来讲如同耳边风。直到 16 岁的那年秋天，一天上午，父亲将正要去河边钓鱼的爱因斯坦拦住，并给他讲了一个故事，正是这个故事改变了爱因斯坦的一生。

故事是这样的："昨天"，爱因斯坦父亲说，"我和咱们的邻居杰克大叔去清扫南边工厂的一个大烟囱。那烟囱只有踩着里边的钢筋踏梯才能上去。你杰克大叔在前面，我在后面。我们抓着扶手，一阶一阶地终于爬上去了。下来时，你杰克大叔依旧走在前面，我还是跟在他的后面。后来钻出烟囱，我们发现了一个奇怪的事情：你杰克大叔的后背、脸上全都被烟囱里的烟灰蹭黑了，而我身上竟连一点烟灰也没有"。爱因斯坦的父亲继续微笑着说："我看见你杰克大叔的模样，心想我肯定和他一样，脸脏得像个小丑，于是我就到附近的小河里去洗了又洗。而你杰克大叔呢，他看见我钻出烟囱时干干净净的，就以为他也和我一样干净呢，于是就只草草洗了洗手就大模大样上街了。结果，街上的人都笑疼了肚子，还以为你杰克大叔是个疯子呢。"

爱因斯坦听罢，忍不住和父亲一起大笑起来。父亲笑完了，郑重地对他说："其实，别人谁也不能做你的镜子，只有自己才是自己的镜子。拿别人做镜子，白痴或许会把自己照成天才的。"爱因斯坦听了，顿时满脸愧色。

爱因斯坦从此离开了那群顽皮的孩子们。他时时用自己做镜子来审视和映照自己，终于映照出了他生命的熠熠光辉。

第二十七课　扬起气质的风帆

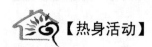 【热身活动】

"神人、鸟、蛋"

（1）全班同学都蹲下，做"鸟蛋"。

（2）所有同学剪子、包袱、布，谁赢了谁就化身为"鸟"——可以站起身来学鸟飞翔，输了的继续为"鸟蛋"。化身为"鸟"的同学之间相互猜拳，赢的化身为"神人"，输的同学就被打回"鸟蛋"，继续猜拳争取变身。

（3）化身为"神人"的同学也不要停继续猜拳，输了打回原形，赢的继续猜拳。

（4）老师喊停的时候大家都保持现有的姿势，分享自己此时此刻的感受。

【心灵聚焦】

迟到者的故事

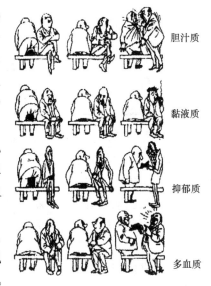

一座戏院正要上演一出名戏，刚巧开场时来了 ABCD 四位先生。A 先生急匆匆奔到门口，就要入内，看门的人拦住他说："戏已经开演了，根据剧院规定，开场后不得入内，以免妨碍其他观众。"A 先生一听，立刻火冒三丈，与看门人争吵起来……正当他们吵得不可开交的时候，走来了 B 先生，看见看门人吵得也顾不上看他们了，他灵机一动，立刻侧身溜了进去。C 先生走到门口，见状，不慌不忙，转回门外的报摊上，买了张晚报，坐在台阶上读起报来，他心中自有算盘："看戏是休闲，看报也是休闲，看不了戏，看看报也不错。"倒也自得其乐。等到 D 先生走到门口时，见看戏无望，深深地叹了口气，掉转头去，自言自语道："唉，我这人真倒霉，连看场戏都看不成……"他越想越难受，干脆坐在门口叹息起来。

胆汁质

黏液质

抑郁质

多血质

生活中，有的人性情急躁，易发脾气，遇事缺乏三思；有的人冷静沉着，自制力强，不轻易动肝火，遇事三思而后行，虽然内心不快，但也不立即表露出来；有的人动作迅速而有力量，言语伶俐，很容易适应变化的环境，但是常常一时冲动犯下错误；而有的人行动、言语缓慢，常常是经过深思熟虑后，才作出反应。这些心理活动的动力特点，给个体全部心理表现涂上了一层色彩，体现出人的气质特性。

【活动体验】

活动一　测测你的气质类型

未接受过气质测试的人大多数恐怕都说不清楚自己的气质类型，测试是对自己性格特征最基本的了解。下面是有关气质的 60 道问答题，没有对错之分，回答时不要猜测什么是正确答案，请根据你的实际情况与真实想法作答。每题设有五个选项。

A. 很符合（2分）　　　B. 比较符合（1分）　　　C. 介于中间（0分）

D. 不太符合（-1分）　　E. 很不符合（-2分）

将每题得分填入下表相应的"得分"栏内，计算每种气质类型的总分数。

气质类型	题号/得分															总分
胆汁质	2	6	9	14	17	21	27	31	36	38	42	48	50	54	58	
多血质	4	8	11	16	19	23	25	29	34	40	44	46	52	56	60	
黏液质	1	7	10	13	18	22	26	30	33	39	43	45	49	55	57	
抑郁质	3	5	12	15	20	24	28	32	35	37	41	47	51	53	59	

1. 做事力求稳妥，一般不做无把握的事。

2. 遇到可气的事就怒不可遏，只有把心里话全说出来才痛快。

3. 宁可一人做事，不愿很多人在一起。

4. 很快就能适应一个新环境。

5. 厌恶那些强烈的刺激，如尖叫、噪声、危险镜头等。

6. 和人争吵时，总是先发制人，喜欢挑衅。

7. 喜欢安静的环境。

8. 善于和人交往。

9. 羡慕那种善于克制自己感情的人。

10. 生活有规律，很少违反作息制度。

11. 在多数情况下，情绪是乐观的。

12. 碰到陌生人会觉得很拘束。

13. 遇到令人气愤的事，能很好地自我控制。

14. 做事总是有旺盛的精力。

15. 遇到问题时常常举棋不定，优柔寡断。

16. 在人群中从不觉得过分拘束。

17. 情绪高昂时觉得干什么都有趣；情绪低落时觉得干什么都没意思。

18. 当注意力集中于某一事物时，别的事物很难让自己分心。

19. 理解问题总比别人快。

20. 碰到危险情况时，常有一种极度恐惧感。

21. 对学习、工作、事业抱有极大的热情。

22. 能够长时间做枯燥、单调的工作。

23. 符合兴趣的事，干起来劲头十足，否则就不想干。

24. 一点小事就会引起情绪波动。

25. 讨厌做那种需要耐心、细心的工作。

26. 与人交往不卑不亢。

27. 喜欢参加热闹的活动。

28. 爱看感情细腻、描写人物内心活动的文学作品。

29. 工作学习时间长时，常感到厌倦。

30. 不喜欢长时间讨论一个问题，愿意实际动手干。

31. 宁愿侃侃而谈，不愿窃窃私语。

32. 别人说我总是闷闷不乐。

33. 理解问题常比别人慢一些。

34. 疲倦时只要经过短暂的休息就能精神抖擞，重新投入工作。

35. 心里有话时，宁愿自己想，不愿说出来。

36. 认准一个目标就希望尽快实现，不达目的，誓不罢休。

37. 同样和别人学习、工作一段时间后，常比别人更疲倦。

38. 做事有些莽撞，常常不考虑后果。

39. 老师和师傅讲授新知识、新技术时，总希望他讲慢些，多重复几遍。

40. 能够很快忘记不愉快的事情。

41. 做作业或完成一件工作总比别人花的时间多。

42. 喜欢运动量大的剧烈活动，或参加各种娱乐活动。

43. 不能很快地把注意力从一件事上转移到另一件事上去。

44. 接受一个任务后，就希望迅速完成。

45. 认为墨守成规比冒风险好一些。

46. 能够同时注意几件事。

47. 当我烦闷的时候，别人很难让我高兴。

48. 爱看情节起伏跌宕、激动人心的小说。

49. 对工作认真严谨，具有始终如一的态度。

50. 和周围人的关系总是处不好。

51. 喜欢复习学过的知识，重复检查已经完成的工作。

52. 希望做变化大、花样多的工作。

53. 小时候会背的诗歌，我似乎比别人记得更清楚。

54. 别人说我"出语伤人"，可我并不觉得这样。

55. 在体育活动中，常因反应慢而落后。

56. 反应敏捷，头脑机智灵活。

57. 喜欢有条理而不麻烦的工作。

58. 兴奋的事常常使我失眠。

59．老师讲新的概念，常常听不懂，但是弄懂以后就很难忘记。

60．如果工作枯燥无味，马上情绪就会低落。

结果分析：

如果某类气质得分明显高出其他三种，且高出4分以上，则可定为该种气质类型；或者某类气质得分超过20分，其他栏得分较低，则为该栏的典型气质类型；如果某类得分在10～20分，其他三栏得分较低，则一般认为属于该栏气质类型。

如果两种气质类型得分接近，其差异低于3分，而且又明显高于其他两种，高出4分以上，则可定为两种气质的混合型。

如果三种气质得分均高于第四种，而且相互接近，则为三种气质的混合型。

活动二　讨论典型气质人物

（1）找出四个典型气质人物，用自己的话概括其气质特征。

_____

_____

_____

_____

（2）气质有好坏之分吗？我的观点是：

_____

活动三　反思我的气质特征

（1）积极特征：_____

（2）消极特征：_____

小组交流：个人汇报自我分析情况，小组成员给予补充，并"对症下药"，给出改进四种气质类型的消极特征的方法和建议。

_____

 【心理宝典】

在心理学上，气质是指人典型的、稳定的心理特点，包括心理活动的速度（如语言、感知及思维的速度等）、强度（如情绪体验的强弱、意志的强弱等）、稳定性（如注意力集中时间的长短等）和指向性（如内向性、外向性）。这些特征的不同组合，便构成了个人的气质类型，它使人的全部心理活动都染上了个性化的色彩，属于人的性格特征之一。人的气质带有先天遗传的性质，它能影响人的行为方式、能力的形成和发展，各种气质都有自己的优缺点，只有了解自己的气质类型，才能发挥优点，克服缺点，实现自己的心理素质基础在一定程度上的转化。

一般认为气质有四种基本类型，即胆汁质、多血质、黏液质和抑郁质，上述四位先生恰好代表了四种典型的气质类型。

第一位先生是胆汁质，又称不可遏制型。这种气质类型的特点是：精力充沛，能经得住强刺激；主动与人交往，乐群性高；直率急躁，情绪难以控制；思维、语言、动作反应快，但不灵活，不准确；性情粗豪，宽宏大量。《三国演义》中的张飞，《红楼梦》中的史湘云、晴雯是这种类型的代表。

第二位先生是多血质，又称活泼型。这种气质类型的特点是：活泼好动；善于交往，容易适应新环境；容易接受新事物，兴趣易转移；情绪发生快，但体验不深刻；思维敏捷，随机应变，热情奔放。《三国演义》中的关羽是这种类型的代表。

第三位先生是黏液质，又称安静型。这种气质类型的特点是：安静稳重，交往适度；善于忍耐，能克制自己；注意稳定不易转移；情绪慢而微弱，不易外露；思维、动作反应慢但不灵活。这种人城府极深，老谋深算，多阴险令人难以防范。如《三国演义》中的刘备、司马懿，《红楼梦》中的王夫人、花袭人是这种类型的代表。

第四位先生是抑郁质，又称脆弱型。这种气质类型的特点是：好静但孤立；情绪发生慢不外露，体验特别深；动作反应慢但准确；注意自己的内心世界，内秀。如《红楼梦》中林黛玉，动辄对花流泪，对月伤情，多愁善感，封闭孤立。

 【心理自助】

四种典型气质类型的特点如表 7-2 所示。

表 7-2　　　　　　　　　　　　四种典型气质类型的特点

气质类型	表 现 特 点
胆汁质	（1）在学习、工作和与人交往中热情高，做事有强烈的感情色彩，高兴时什么都肯干，不高兴时拒绝一切；（2）精力旺盛，积极倡导并参加各种活动，喜欢热闹，但容易做出出轨的事；（3）好胜心强，上课反应快，理解快，不求甚解。做作业迅速，但缺乏耐心和计划性；（4）办事果断，有魄力，敢负责但容易暴躁，控制不住自己的情绪
多血质	（1）在学习、工作和劳动中较善于计划，有条理，不盲从，有效率；（2）精力充沛，积极参加各种活动，但思想情感不够稳定，变化无常，办事不够沉着冷静；（3）上课活跃，集中注意力但坚持性差；发散思维能力强，思考问题灵活，但易动摇和受暗示；（4）善于交往，易与人成为好朋友
黏液质	（1）在学习、工作和劳动中，善于思考比较，以寻找最佳方案，比较听话；（2）吃苦耐劳，有恒心，有较强的自制力，组织纪律性强，不逞强；（3）上课注意力集中，从不打扰别人，也不易被别人打扰，喜欢对有把握的问题作出自己的回答；作业认真，不拖拉，但缺乏应变能力；（4）情感不外露，说话平缓
抑郁质	（1）在学习、工作和劳动中细心、规矩，不求迅速而求质量，很有耐心；（2）很少表现自己，喜欢安静，较害羞，在生人面前常不知所措；（3）上课守纪律，肯动脑筋，喜欢默默思考，很少发言；（4）感情细腻而深刻，敏感，体验深而持久；（5）与人交往缺乏主动性，小心谨慎，不易流露内心情感

气质是一个人生来就有的，没有好坏之分，只有合适不合适之别，只有了解自己的气质类型，才能根据自己的气质特点，扬长补短、扬长避短。气质不能决定人的思想道

德素养和活动成就的高低。各种气质类型的人都可以对社会做出贡献，当然其消极成分也会对人的行为产生负面影响。在人群中，典型的气质类型者较少，更多的人是综合型。多血质和胆汁质的气质类型易形成外向性格；黏液质和抑郁质的气质类型的人一般较文静和内向。

具有胆汁质类型特征的同学，应着重培养自己的耐心，沉着和自制力等心理特征。适合此气质类型同学的职业有：管理工作、外交工作、驾驶员、服装纺织业、餐饮服务业、医生、律师、运动员、冒险家、新闻记者、演员、军人、公安干警等。

具有多血质类型特征的同学，应培养刻苦钻研的精神，做到有始有终，严格要求，合理安排生活，适合此种气质类型的同学的职业有：导游、推销员、节目主持人、演讲者、外事接待人员、演员、市场调查员、监督员等。

具有黏液质类型特征的同学，应该注意培养自己的敏捷性，让自己经常参加各种活动。适合此种气质类型同学的职业有：外科医生、法官、管理人员、出纳员、会计、播音员、话务员、调解员、教师、人力人事管理主管等。

具有抑郁质类型特征的同学，应多鼓励自己，培养自己的信心。适合这种气质类型同学的职业有：校对、打字、排版、检察员、雕刻工作、刺绣工作、保管员、机要秘书、艺术工作者、哲学家、科学家。

生活中，我们应该充分发挥自己气质中的积极特征，努力克服消极特征，使自己的气质特征更加完善。无论哪种气质类型都不会影响能力的发挥，只要积极付出，不断完善，我们都能获得成功。

自我接纳宣言

1. 停止与自己对立

不论我的现状如何，我选择尊重自己的生命和独特性。

2. 停止苛求自己

不论我做错了什么，我选择从中吸取教训。

我选择一个错误不犯两遍，而不是不断地指责自己。

3. 学习无条件地接纳自己

不论我有什么优点和缺点，我选择首先无条件地接纳自己。

4. 接纳、但不止于接纳

我知道我有缺点，这使我懂得尊重在这方面做得好的人。

我要从我的错误中学习，让错误成为我的老师。

我要尽可能地发挥我的优势，扬长避短。

5. 学习接纳别人

我要学习在别人述说时，认真而耐心地倾听。

不论对方有什么或者没有什么，我都要尊重对方生命的尊严。

我会努力发现和欣赏别人的优点。

我要对别人的称赞表示感谢。

第二十八课　价值观与决定

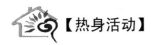【热身活动】

"我生命中最重要的"

（1）在白纸上，写下你生命中最重要的五样东西。

（2）假如你的生活中出了一点意外。你要在这最宝贵的五样东西中舍去一样。请你拿起笔，把五样之中的某一样抹去。

（3）你的纸上剩下了四样宝贵的东西。此刻，生活又发生了重大变故，你必须再放弃一样。

（4）好，现在白纸上还有三个选项了。但是，你又遇到了险恶，又要放弃一样。

（5）最后，你的生活滑到了前所未有的低谷，你必须做出你一生中最艰难的选择。你只能留下一样，其余全部放弃。

（6）到此，你的纸上只剩下一样东西，这也就是你最宝贵的东西了。

【心灵聚焦】

有三个人要在监狱里被关三年，监狱长答应他们三个，每人可以满足他们一个要求。

美国人爱抽雪茄，要了三箱雪茄。

法国人最浪漫，要一个美丽的女子相伴。

而犹太人说，他要一部与外界沟通的电话。

三年过后，第一个冲出来的是美国人，嘴里鼻孔里塞满了雪茄，大喊道："给我火，给我火！"原来他忘了要火了。

接着出来的是法国人。只见他手里抱着一个小孩子，美丽女子手里牵着一个小孩子，肚子里还怀着第三个。

最后出来的是犹太人，他紧紧握住监狱长的手说："这三年来我每天与外界联系，我的生意不但没有停顿，反而增长了 200%，为了表示感谢，我送你一辆劳施莱斯！"

高中时期是人生观、价值观形成的关键期，什么样的选择决定什么样的生活。今天的生活是由我们的之前的选择决定的，而今天我们的抉择将决定我们今后的生活。

那么，决定我们选择的又是什么呢？

【活动体验】

活动一　价值拍卖

每人发放 1000 万元的贷记卡（道具钱），它代表你一生精力和时间，每个人可以根据自己对人生的理解随意竞拍下表中的东西，每一样东西都有底价，每次以 100 万元为单位起价，完全按拍卖会的形式进行，价高者得到想要的东西，出价 1000 万元的，立即成交，如表 7-3 所示。

表7-3   价值拍卖

项目	起价（万元）	项目	起价（万元）
爱情	100	名望	100
友情	100	自由	100
健康	100	爱心	100
美貌	100	权力	100
聪明	100	金钱	100
欢乐	100	长命百岁	100
豪宅名车	100	天天美食	100
良心	100	孝心	100
诚信	100	智慧	100
冒险精神	100	礼貌	100

1. 游戏规则

拍卖过程要注意纪律，要像真的拍卖会一样肃静。

拍价不得超过1000万元，整个过程不准借贷，已经拍到的，不许反悔。

按规则进行，直到所有的项目拍卖完为止。

2. 讨论交流（现场采访，分别谈一下感受）

（1）竞拍整个过程中，你的心情是怎样的？

_____

（2）有的同学什么也没买到？如果重新选择，你会竞拍什么？

_____

（3）是否已经后悔竞拍到的东西？你所拥有的是否是你最想得到的？

_____

（4）你是否后悔刚才没有争取或争取的太少？

_____

（5）你是否甘愿为了金钱、名望而放弃一切？有没有更值得追寻的东西？

_____

3. 澄清与总结

（1）竞拍时要学会权衡利弊，觉得有必要买就买，觉得不值得买就不要买，从众往往让自己后悔。

（2）每个人面临同样的机会，但每个人做出的选择并不是完全相同的。

（3）生活是有无数次的选择构成的，不同的选择构成不同的人生，如何看待自己的选择，就是如何看待自己的人生。

（4）虽然生命无法选择，但怎样度过是可以选择的，目标一旦锁定，就要紧紧抓住，不要轻易放弃。

（5）要想有所收获，就必须有所放弃。

活动二　我的价值观

1．游戏规则

每人分发三张卡片，将自己认为最重要的三件事（你现在认为最重要的或你认为一生中最重要的三件事）写在纸的正面，并在背面写上你认为这些事之所以重要的原因。在充分讨论的基础上，选出本组公认的三件最重要的事，按大家意见的一致性程度，分1、2、3标识出来（要充分讨论、争议、各抒己见）。组长汇报本组的讨论结果。

2．讨论交流

（1）你们小组是通过什么方法来确定最重要的三件事的？小组成员意见是否一致？

_____

（2）要使小组中每个成员意见一致，是否有困难？为什么？

_____

（3）如果有的人认为你列出的重要的事情并不重要，你会有什么感觉？

_____

（4）如果有的人把他（她）的认识强加给你，你会有什么样的感觉？

_____

（5）设想一下，如果10年后再让你列出三件最重要的事，是否会与今天所列出的内容相一致？为什么？

_____

（6）再设想一下，如果请你的父母来做这个练习，他们认为最重要的三件事情是否会与你所列出的完全一样？为什么？

_____

通过这个练习，你有什么收获？

_____

_____

3．澄清与总结

（1）上面我们所列出的最重要的事情，就是我们通常所说的对问题的理解和看法，换句话说就是我们的价值观。

（2）不同的人有不同的价值观。个人的价值观与个人的年龄、生活环境、经历等都有关系，价值观是没有"对"与"错"之分的。

（3）价值观也不是一成不变的，可能会随着年龄、生活环境及经历的变化而变化。

（4）虽然价值观在很大程度上是从家庭中学来的，但在许多情况下子女与父母的价值观是不完全一样的。

（5）我们不应该把自己的价值观（对问题的理解和看法）强加给他人，尽量理解和尊重与我们价值观不同的人。

活动三　"我的职业价值观"

我来找工作：下面列出了人们在选择职业时通常会考虑的十种因素，请在其中选出对你最重要和最不重要的三种因素。

（1）工资高；

（2）福利好；

（3）工作环境好；

（4）工作稳定；

（5）能提供好的受教育的机会；

（6）有较高的社会地位；

（7）工作轻松；

（8）能充分发挥自己的才干；

（9）工作符合自己的兴趣；

（10）工作的社会意义大。

职业价值观

小组分享每个人对未来工作的选择标准，阐述一下自己的理由。

（1）我做的决定是什么？

_____

（2）我现在有些什么资源？

_____

（3）我从哪里得到这些资源？

_____

（4）我是否需要更多的资源？哪里可以得到这些资源？

_____

（5）此决定会有何负面影响？

_____

（6）此决定有何正面影响？

_____

（7）我已准备好做此决定了吗？

_____

（8）如果是，我的决定是什么？

_____

（9）如果不是，那我还需要做什么？

_____

 【心理宝典】

一、什么是价值观

价值观代表一个人对周围事物的是非、善恶和重要性的评价。人们对各种事物的评价，如对自由、幸福、自尊、诚实、服从等，在心中有轻重主次之分，这种主次的排列，构成了个人的价值体系，而价值体系是决定人们期望、态度和行为的心理基础。凡是自己觉得重要的、想追求的就是自己的价值观。在同一客观条件下，具有不同价值观的人会产生不同的行为。比如在同一环境，有的人对地位看得很重，有人看得较轻而注重工作成就，这就是因为价值观不同所致，一个人越清楚自己的价值观，生活目标越清楚。

价值观人人会有，处处会有，对于一个人来说，他的价值观则是他的人生和事业中最重要的精神追求、精神寄托、精神支柱和精神动力所在。价值观是支撑人类生活的精神支柱，它决定着人类行为的取向，决定着人们用什么样的心态和旨意去开创自己的新生活，因而它对于人类的生活具有根本性的导引意义。

二、价值观对人生的影响

1. 价值观是人的过滤器

简单地说，价值观就是你的一个过滤器。它决定了什么对你最重要，什么对你不重要，什么对你是有意义有价值的，什么对你是无聊的乏味的。如果你的价值观与你的工作相吻合，那么你会觉得很开心，很带劲。如果不相吻合，那么就会感到很无奈很痛苦。而这些感受通常是金钱和威望不能弥补的。有些人虽然勉强从事着一份与自己价值观不符的工作，但是却以损失情感、精神甚至是身体为代价的。

很多人在工作中最看重的是能够有更多的培训和学习机会，有较大的发展空间；还有很多人在工作中最看重的是创造性、挑战性，这样可以使他们更具活力；也有一些人最看重的是能否有更多的休闲时间，有没有假期，能不能更多地与家人待在一起；还有一些人看中的是获得更多的报酬与金钱，以便过上上等的生活。

2. 价值观是成功的基础

有什么样的决定，就会造成什么样的命运，而主宰我们做出不同决定的关键因素就是个人的价值观。一个人要活出自己的精彩，他就必须清楚知道自己的价值观，同时确实按照这个价值观过其一生。社会阶层的各类精英人士，不管是职业人士、企业家或是教育家，在他们的专业领域能有杰出成就，全是因为能够发扬光大所持的价值观所致。

如果我们不知道自己人生中什么是最重要的——什么价值是我们确实应该坚持的——那么怎么会知道该建立什么样的成功基础？又怎能知道该做出何种有效的决定？

相信你曾经一定碰过棘手的情况，迟迟下不了决定，这其中的原因乃是你不清楚在这种情况下，什么是最重要的价值。由此我们必须记住，一切的决定都根植于清楚的价值观。

3. 价值观是人生决策的依据

当你知道了自己最重要的人生价值所在，那么怎么下决定就易如反掌；反之，如果你不知道什么对你是最重要的，就很难做出决定，往往成为痛苦的折磨。有杰出成就的人，必然是因为能很快做出决定，那是因为他清楚地知道自己人生最重要的价值何在。

不管在工作中或生活上，我们始终都得清楚知道人生中最重要的价值是哪些，然后不管周遭发生任何状况，毅然决然地遵从这些价值而活。这种生活态度我们必须始终一致，而不能计较这么做是不是有什么好处，即使这么做会得罪人也必须坚守原则。因为人生真正的幸福只有一条路，那就是按照自己的价值观去生活，你怎么样地坚信，就怎么样地去行动。

如果我们不确知自己的价值观所在，那就势必要像只没头苍蝇似地乱撞，许多人成天追逐那些物质方面的东西，却没好好想一想自己到底要过一个什么样的人生，这实在是极大的悲剧。追逐物质永远无法使你的人生得到满足，唯有当你真正明白并确信生命中什么是真正有价值的时候，你的潜能才能充分发挥出来。

4. 价值观是人生的指南针

不管你的价值观是什么，千万别忘了，它就是你人生的指南针，掌握着你人生的去向，在你面临抉择的关头，它就会代你做出决定，引领你拿出必需的行动。这个心里的指南针如果你使用不当，就会给你带来挫折、失望、沮丧，甚至人生就此掉进阴暗的世界；你若使用得当，它就会带给你无比的力量，人生充满自信，不论处在任何状况都保持乐观态度，这是许多成功人士所共有的一个特质。

要想永远都过着快乐且成功的人生，唯一的方法就是按照正确的价值观生活，否则就必然会吃许多苦头。经常在我们周遭会发现有些人不按正当的价值观过日子，例如抽烟、酗酒、好吃、吸毒、动不动便想指使人、待在电视机前过久等，这些坏习惯都是因为他们欠缺正确的价值观所养成的，结果人生过得浑浑噩噩，甚至最后毁了自己。

人生要过得快乐，就一定要按照自己最高的价值标准过日子，每当你能符合自己的价值观，内心就会充满欢乐。真正的快乐不是来自于吃更多的食物、喝更多的酒、让自己无所事事，其实生命本身就充满了富足，你无需再从外面去取得。好好思考你目前所持有的价值观，它们是怎么塑造出今天的你，今后你要坚守正确的价值观、修正错误的价值观；因为你的一切决定都受制于所持的价值观，半点都由不得自己。

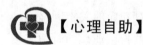 【心理自助】

错误的价值观

当代中职生基本上是毕业后即走上社会，选择自己的人生道路，必然要与他人和社会发生关系，促使自己去思考人为什么活着，活着有何意义，什么样的人生才是最有价值的人生等一系列人生价值问题。但由于社会环境、自身特征及学校教育等因素的影响，使得不少学生产生一些错误的人生价值观。

比较常见的错误的人生价值观主要有以下几种。

一、功利实用主义人生价值观

有少数中职生由于受社会功利主义思想的影响，认为人生的价值在于实用和方便，认为自己所做的事在于对自己是否有利，选择职业也不例外，要选一个对自己有利的职业。

二、金钱主义价值观

有些学生信奉的是"有钱能使鬼推磨"的理论。他们认为只要有钱万事好成，抄作业、解习题，以钱代之，谁钱多，谁说的话分量就重，陷入拜金主义的误区。

三、享乐主义人生观

有个别学生认为人生的目的在于追求物质享乐。他们厌恶劳动，缺乏劳动观点和思想，学校布置的劳动任务极不愿意去完成。不仅自己假日不去为父母干一些力所能及的事，甚至连自己的衣服，也要双休日带回去给父母洗。看电视、泡网吧、逛公园、去海边、请吃请喝……似乎这一时期应尽情享受，从不考虑未来的自己能享受到的是什么？

四、利己主义人生价值观

有些学生由于受社会思潮的影响，产生了一种极端利己主义和个人主义的思想。他要求别人无条件地为他服务，而他却从不关心别人。在家里要求父母、姐妹一味地满足他的要求，活像一位"小霸王"。在学校也以"老大"自居。动辄制造是非、损人利己。

从以上所述的各类人生价值观不难看出：这部分人产生这些错误的人生观，一方面是由于整个社会经济价值的负面影响；另一方面是自己主观原因造成的。因此，对树立正确的人生观和价值观尤为必要。

第八单元
职 业 发 展

以知识塑造人生，还是以技能成就未来？这似乎已经成为一个无法回避的选择。选择的背后，蕴含着我们的智慧和能力。每个人都有自己的特质和技能，独特的特质和技能也就构成了独特的你，要坚信，只要找到自己的职业特质，我们就能够不断攀登自己生命的高峰。在张扬个性的同时，不要忘记，每一个行业，都有其自身的规则，每一个岗位，都有其明确的职责。规则是一种约束，更是一种保障。

条条大路通罗马，为了成就我们的理想、抱负和追求，我们要在认识了解用人单位的同时，充分利用各种途径和方法让用人单位认识自己、了解自己，从而实现自身就业的欲望。让我们明确目标，适应压力，提高职业素养，锻造实践能力，学会合作，发展竞争，成就自己的人生辉煌。

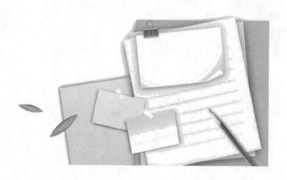

第二十九课　升学与就业

 【热身活动】　　　　欣赏歌曲《真心英雄》

 【心灵聚焦】

在父母的一再坚持下，职业高中高二的学生小林郁闷地坐在高职升学班的教室里。而小林原本偏好的是计算机实用技术，他不禁羡慕起了专业班里的同学。

由于文化课薄弱，小林上课越发提不起兴趣来，心不在焉地看着讲台上的老师，脑袋里想的都是自己在工作岗位上的样子。看着各知名企业派来接实习学生的大客车一辆辆的开走，小林的心里就像有千百只小猫在不停的挠一样，痒得厉害。

而每当集训课时，小林一反疲惫懒惰的态度，积极听取老师的教导，不断提出新的问题，还充当了大多数同学的"小老师"。大家都知道，升学班里有个小林是技能高手，有什么问题问他八成能解决。

自己到底是要继续升学还是尽早实习？为这个问题的问题，小林不知道跟父母争论了多少个回合，他感到自己身心俱疲。

班主任注意到了这个问题，经过分析，班主任认为小林继续留在升学班只能抹杀他对计算机专业的热爱。于是，班主任找到了小林的父母。

一个多月后，在班主任帮助下，小林终于与父母沟通成功，坐上了某大型企业的班车，成了就业班里的实习一族。看着小林踌躇满志、兴高采烈去上班的样子，老师非但没有批评这位升学班里的"逃兵"，反而为他感到庆幸："每位学生都应根据自身情况找到适合的路。"

高职升学班里出现"逃兵"现象并不是个别的。是升学还是就业，使很多同学感到茫然。看这一批又一批的同学走上实习岗位，你给自己找到定位了吗？小林就面临着就业与升学的选择，一方面是自己的兴趣，另一方面是父母的压力，而鱼和熊掌不可兼得，当我们遇到这样的情况该怎么办呢？

 【活动体验】

活动一　职业大搜索

1. 不辞劳苦（提示一）　　大街小巷（提示二）　　绿衣天使（提示三）
2. 红色警戒（提示一）　　十万火急（提示二）　　水深火热（提示三）
3. 眼明手快（提示一）　　健步如飞（提示二）　　超越巅峰（提示三）
4. 博古通今（提示一）　　谆谆教诲（提示二）　　有教无类（提示三）
5. 争先恐后（提示一）　　口齿清晰（提示二）　　独家新闻（提示三）
6. 抬头挺胸（提示一）　　出生入死（提示二）　　投笔从戎（提示三）
7. 辩才无碍（提示一）　　口若悬河（提示二）　　起死回生（提示三）
8. 胼手胝足（提示一）　　除草杀虫（提示二）　　汗流浃背（提示三）
9. 任劳任怨（提示一）　　堆积如山（提示二）　　一尘不染（提示三）
10. 笑容可掬（提示一）　　锱铢必较（提示二）　　欢迎光临（提示三）
11. 蓬头垢面（提示一）　　暗无天日（提示二）　　身入宝山（提示三）
12. 谈天论地（提示一）　　未卜先知（提示二）　　千变万化（提示三）
13. 如法炮制（提示一）　　垂涎三尺（提示二）　　山珍海味（提示三）

14. 一望无际（提示一）　　惊涛骇浪（提示二）　　满载而归（提示三）

15. 手舞足蹈（提示一）　　摇曳生姿（提示二）　　体态轻盈（提示三）

16. 蛛丝马迹（提示一）　　明察秋毫（提示二）　　公正廉明（提示三）

17. 活灵活现（提示一）　　入戏三分（提示二）　　最佳主角（提示三）

18. 字字珠玑（提示一）　　思如涌泉（提示二）　　妙笔生花（提示三）

19. 曼歌妙舞（提示一）　　黄莺出谷（提示二）　　余音绕梁（提示三）

20. 尘土飞扬（提示一）　　车水马龙（提示二）　　指挥若定（提示三）

21. 独具慧眼（提示一）　　五颜六色（提示二）　　惟妙惟肖（提示三）

22. 妙手回春（提示一）　　仁心仁术（提示二）　　现代华佗（提示三）

23. 一针见血（提示一）　　嘘寒问暖（提示二）　　白衣天使（提示三）

24. 除暴安良（提示一）　　现代展昭（提示二）　　人民保姆（提示三）

25. 无中生有（提示一）　　钢筋水泥（提示二）　　高楼大厦（提示三）

游戏后，根据你对职业的了解，回答下列问题。

（1）你的职业愿望是什么？

_____

（2）你选择这个职业的理由是：

_____

（3）你认为要实现这个职业愿望应当具备的条件有：

① _____

② _____

③ _____

（4）你目前的状况与这些条件的差距或障碍是：

① _____

② _____

③ _____

（5）你的这些差距或障碍可以通过_____的途径弥补或克服。

A．继续深造　　B．社会实践　　C．朋友帮助　　D．自学考证　　E．其他

活动二　集思广益

A 同学说，我决定毕业后就工作，先给自己找个位置，免得以后都让别人占了。

B 同学说，我决定毕业后参加高考上大学，积累人脉，提升个人素养，为过高质量的生活做准备。

C 同学说，不论升学还是就业，对我来说都没关系，我说了不算，决定权在爸妈手里，反正我有家族企业，所以我就不用费心考虑了。

（1）这些同学的说法你认同吗？说说理由，与大家一起分享。

_____

（2）在升学还是就业的问题上，还有哪些观点？你是怎样看待这些观点的？

_____

活动三　辩论会

以"升学还是就业"为主题，讨论升学与就业的利与弊，及如何做出自己的选择。

如果选择毕业后找工作，我希望工作能给我带来：

_____

如果选择毕业后升学，我希望学业能给我带来：

_____

升学与就业是对立的吗？

_____

这次辩论会给你最大的启发是什么？

_____

提示：无论怎样选择，请相信：自己的路自己选择，适合自己的才是最好的，而且有没有路不重要，重要的是要迈步！

【心理宝典】

一、继续升学有什么好处

首先，你会有一个比较好的起点，找工作和继续深造的机会都较多。虽说社会观念在不断变化，但在很多情况下，学历仍然是十分重要的。

其次，好大学有更好的开阔视野的机会。大学一般都设立在比较大的城市，有着比较丰富的人际关系和更多的机会，而一个人的视野，也许会决定他以后所走的路。

再次，有一些职业对于学历的要求比较高，当你的职业理想是这些工种时，那么拥有高学历也许就是找工作时的制胜法宝了。

二、就业未必不如"升学"

也许在大多数职高生及其家长看来，升学意味着将来能找到更好的工作，但随着社会观念的不断改变，大家对于职专生及早就业开始抱有积极的态度。有这样一个例子：某校一位烹饪专业学生小A，中职毕业后直接去了杭州一家著名酒店工作，而他的一位同学拼命复习考上了一所酒店类的大专院校。3年后，A发展良好，成为酒店的一位管理人员，深得老板器重；而他的这位同学大专毕业，也想进这家酒店工作，人事经理还专门来听取小A的意见。

就业班绝不是差生的代名词，很多专业班毕业的同学，都选择了到单位实习，个别还有自己创业的，发展得都很不错，所以说，升学不是唯一的途径，就业未必不如升学。

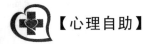【心理自助】

不做人生规划，你离挨饿只有三天

徐小平

徐小平，新东方教育科技集团董事，新东方文化发展研究院院长，2003年荣登中国《福布斯》名人录，被中国青年一代尊称为"人生设计师"。

一、靠自己的劳动赢得生存就是成功

难以找到工作的青年，一般有三种情况：一是缺少求职技巧的人；二是缺乏就业竞争力的人；第三种人我觉得最糟糕——他们认为"仅为生存工作是可耻的"，认为"大学生去当家政，扫厕所，去卖肉……是丢人的行为"，这种丢人的感觉，恰恰是最丢人的！

生存永远在成功之前，换言之，靠自己的劳动赢得生存，本身就是一种成功。假如上帝暂时没有给你很多机会，就让你扫厕所，那么你就必须面对现实，把厕所扫好。我在美国就扫过厕所。如今职场竞争激烈，人必须树立最基本的就业价值观：靠自己的劳动生存，永远是最基本的追求！只有把胃填饱之后，才有机会充实头脑，提升自己。

伟大出于平凡，辉煌也来自卑微，微软离破产永远只有半年，你离挨饿或许只有三天。首先要生存下来，才能更好地追求其他梦想。

我有个亲戚，大学刚毕业，去搬电脑，我说祝贺你了，毕业就从搬运工做起。哪个旅馆的总裁不是从端盘子、打扫房间开始的？沃尔玛特的创始人，就从一个小杂货店起家。美国著名影星史泰龙、施瓦辛格，在成名之前都曾做过裸体模特，李嘉诚14岁就肩负养家糊口的重大责任，天天琢磨下一顿吃什么……当年我这个北大教师，一心想成为音乐家或者哲学家，但到了美国，也感到生存的艰难。我洗碗扫地，给必胜客送外卖，就差流浪街头了。把滚烫的比萨在没有变冷变硬之前送到客户手上，成了我唯一的艺术追求——同事笑我：送个比萨也这么激情！可是我感到自豪，激情不是浮躁，不是幻想，激情是执著当下，全身心投入，激情是做好眼前事的一种素质。

我承认浮躁是一种时代必然。同样教育背景的人，有人月薪几万元人民币，有人1000元人民币，人心不可能不浮躁，但是，你必须把手头的工作做好，才可能真正进入一个成功者的境界。所谓成功者，并不单纯指百万富翁，也包括那些完美地完成一件工作，进而完成每件工作的人。

人生的伟大目标都是从养活自己开始，立足生存，追求梦想，这就是从卑微的工作干起的基本意义所在。

二、骑驴找马的人，也不该虐待驴

任何人都必须有敬业精神。能把小事干好的人，成功的几率更大。永远不要抱怨工作有多么无聊、渺小，只要开始工作，就有改进、提升和扩充自己的机会。譬如背英语单词，一天背1000个单词，你肯定背不下来，会精神崩溃，但如果一天背几十个单词，就能轻松做到，以少积多。反过来，假如你一开始就想做比尔·盖茨，学哲学的一上来就想超过黑格尔，忽略手头的工作，最终可能会一事无成。

可以骑驴找马，但不要虐待那匹驴。要么放弃这头驴，既然要了，你就要把它当成自己的旅伴和爱人，认真对待。

再回头说说扫厕所，你能把你负责的厕所弄得干净明亮，卫生清洁标准也比以前提升一个星甚至两个星，就意味着职位的提升和薪水的增加。新东方发展早期，俞敏洪从讲台到灶台，从教室到厕所，什么都管，他还曾发明一个"熏醋疗法"，驱除了厕所里面难以驱除的异味，至今"俞敏洪会扫厕所"还在被新东方的元老们传诵。

新东方还有一个出名的"扫地王"张少云。他来自贫穷的农村，在新东方实用英语学院读了两年非正式的大专英语，毕业后就在新东方看教室、打扫卫生，但他发誓"扫地也一定要扫出出息来，扫出前途来！"他一边干好本职工作，一边确定了在新东方教书的目标，在家里挂了一个小黑板，模拟课堂，一遍一遍地讲，一遍一遍地写，坚持了一年多。到了2002年年初，他把这小黑板带到新东方大楼，直接给招聘主管老师模拟讲课，一举成功。现在，张少云已经成为新东方学校最优秀的讲师之一。

不管做什么工作，一个人的工作做到别人没法替代的程度，就算成功。这种骑驴的态度，这种认真精神和敬业精神，才会感动上帝，也是个人能得到最大发展的直接原因。

三、要抛弃"普洛克路斯忒斯之床"

我在新书《邮箱里的灯光》（《骑驴找马》修订版）里提出一个重要的思想：如果简单地以学历为准绳设计未来，人生的路就变得很窄；如果用市场需求来考虑、来测量自己，机会就会很多。这个思想，是针对中国社会依然盲目地追求高学历、追求留学、追求名校的风气而提出的。

我在书中讲了则希腊神话故事《普洛克路斯忒斯之床》：恶魔普洛克路斯忒斯有一张床，他守在路口，见到行人就把他们抓来放在床上量一量，太长就用斧子砍去脚，短了就拉长，以便符合床的标准。结果被他丈量过的人，没有一个不是一命呜呼。

为了符合社会公认的许多"神圣"但已经过时的人才标准，很多人也宁可把自己拉长或锯短。比如英语学习者，不把能否进行英语交流当作标准，而把四级六级当作标准。事实是，成功并没有公式化的标准和模式。设想一下，假如姚明的父母是个学历迷，强迫他学士、硕士、博士读到底才打职业篮球的话，相当于要他接受"普洛克路斯忒斯之床"的标准，那么今天就没有 NBA 的姚明了。

谈谈具体的案例。甲是家境窘迫，拿到法学学位又去考研。乙刚刚法硕毕业，就急着出国。他们都是以学位为中心，而不是以就业为中心，这样做违反市场规律。现在不少青年陷入追求高学位的盲目状态，认为出国是上品，考研是中品，就业是下品。

学历崇拜，出国崇拜，是坑害中国青年的一张普洛克路斯忒斯之床。这张床，威胁着当代中国青年奋斗的命运。以学位为中心来奋斗，是学位集体无意识，拿到学位未必得到前途；以就业资格为中心，是市场人才新规则，得到资格就可以获得工作，从而迈出成功第一步！

不管从事什么，要用敏锐的眼光，打开所有的神经天线，像捕捉爱人的眼神那样，捕捉那些与你的工作相关、但暂时还没有被商业化的需求，"就业"后"拓业"，更易获得成功。

我在1996年刚回新东方时，完全是为了赚钱谋生，根本没有什么神圣的使命。但在出国咨询的过程中，我发现很多人盲目行动，根本不考虑自身条件，更不考虑出国后到底做什么，反正就是为了出国而出国。在对他们的人生以及奋斗目标的拷问、反问中，我发现了一种新的咨询需求——这就是人生设计。后来我在新东方相继提出的"留学申请的艺术"和"美国签证哲学"，都是在咨询过程中发现问题、解决问题，最后成为新东方的品牌成分的。

有个学生曾到新东方咨询，他是地理专业毕业，在北京找不到工作，特别着急，家里又穷，就想出国作最后一搏，我给劝住了，让他先就业。后来他受新东方成功的启示，想到教育贫瘠的贵阳老家也有英语培训的需求，就回去创业了。五年过去，他的事业蓬勃发展，已经成为当地赫赫有名的创业者。

中国大陆地区的人才不是过多，而是过少。辉煌的故宫藏画艺术，被中国台湾地区公司开发出商业价值，他们利用日本超级仿真古画复制技术，生产高价成品，再向中国大陆地区推销。中国这样的市场空白增长点并不少，就等着人才开发。我常常戏言："黑夜给了我们黑色的眼睛，我们就要用它来寻找黄金"。中国职业场上的"黄金"到处都有，就看你怎么开掘。

第三十课　职业兴趣与职业特质

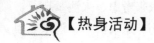【热身活动】

探索"兴趣岛"

1 号岛屿（自然原始的岛屿）：岛上自然生态保持得很好，有各种野生动物。居民以手工见长，自己种植花果蔬菜、修缮房屋、打造器物、制作工具，喜欢户外运动。

2 号岛屿（深思冥想的岛屿）：有多处天文馆、科技博览馆及图书馆。居民喜好观察、学习，崇尚和追求真知，常有机会和来自各地的哲学家、科学家、心理学家等交换心得。

3 号岛屿（美丽浪漫的岛屿）：充满了美术馆、音乐厅、街头雕塑和街边艺人，弥漫着浓厚的艺术文化气息。居民保留了传统的舞蹈、音乐与绘画，许多文艺界的朋友都喜欢来这里找寻灵感。

4 号岛屿（现代、井然有序的岛屿）：岛上建筑十分现代化，以完善的户政管理、地政管理、金融管理见长。居民个性冷静保守，处事有条不紊，善于组织规划，工作细心高效。

5 号岛屿（显赫富庶的岛屿）：居民善于企业经营和贸易，能言善道。经济高度发展，处处是高级酒店、俱乐部、高尔夫球场。来往者多是企业家、经理人、政治家、律师等。

6 号岛屿（友善亲切的岛屿）：居民个性温和、友善、乐于助人，社区均自成一个密切互动的服务网络，人们重视互助合作，重视教育，关怀他人，充满了人文气息。

你总共有 15 秒钟时间回答以下问题，依次记下答案（六个岛屿代表六种典型的职业生涯兴趣类型）。

（1）如果你必须在 6 个岛之中的一个岛上生活一辈子，成为这个岛屿居民的一员，你第一会选择哪一个岛？

（2）你第二会选择哪一个岛？

（3）你第三会选择哪一个岛？

（4）你最不愿意选择哪一个岛？

【心灵聚焦】

初中毕业后，邹佳进入职业学校，学的专业是工业与民用建筑。面对周围同学的质疑，她说，妈妈让她学什么她就学习什么。其实，她根本就不知道这个专业要从事什么工作，懵懵懂懂地过了半年。

邹佳性格外向，活泼开朗，人长得秀气，性格带有男孩子的刚烈，比较喜欢表现自己，但从没想好过要学好自己的专业。她喜欢文体活动，想通过参加班级、学校组织的各项活动展示自己，找到成长的快乐。遗憾的是，没有一个学生组织录用她，她受到深深的打击。面对现实，她感到一片茫然……

面对其他同学的不断进步，邹佳没有气馁，她开始认真搜索自身的优势。她觉得专业课学习每个人都是零起点。女生学习建筑制图都感到吃力，可邹佳很认真，也很努力，渐渐地喜欢上了制图，图画的比男生还要好……邹佳开始喜欢上了自己的专业，从此以后她的学习成绩突飞猛进。

邹佳所有的专业课学习得都很好。渐渐地，她当上了班级干部，成为老师的得力助手，在学校组织的演讲比赛、歌唱比赛、专业制图比赛中均取得优异成绩。

就业时，邹佳被多家单位选中。然而，她却选择了一家比较有发展空间的规模不大的建材公司。工作后，邹佳在生产一线待了一段时间，她在工作中不怕苦，不怕累，勤奋能干，很快就掌握了公司的业务知识……

邹佳最终也成了公司的商务部主管。

沃伦·巴菲特曾经说过："我和你没有什么差别。如果你一定要找一个差别，那可能就是我每天有机会做我最爱的工作。如果你要我给你忠告，这是我能给你的最好忠告了。"在新的起跑线上，不论是职业理想与现实相悖，还是你没有明确的职业理想，我们都要努力地培养专业兴趣，做到"学一行，爱一行；干一行，爱一行"。

【活动体验】

活动一　找出你的特质

我的天分或才智（注意是"擅长"而不是"完美"）：

_____

我的技能（包括工作技能，家务劳动，社交技巧，学习方法和休闲方式，是你在生活中与众不同的地方）：

_____

我的积极品质（包括那些你并非完全拥有或不能一直表现出来的品质）：

_____

特质参考单

顺从	害羞	谦虚	精力充沛	善于表达

有野心	重视物质	勤奋	缺乏条理	好幻想
诚实	坦白	有恒心	沉稳	理性
好争论	好批判	崇尚理想	好追根究底	人缘好
保守	喜欢遵照科学的方法		喜欢情绪化解决问题	
宽宏大量	能处理复杂的问题		喜欢按部就班	不从众
温和	有亲和力	爱与人接触	实际	合作
喜欢规律	做事不能变通	爱分析	独立	节俭
缺乏想象力	传统	谨慎	感性	相信直觉
热情	喜欢引人注意	好教导别人	武断	守本分
善良	粗心	外向	负责	固执
老实	有主见	幽默		

每个人都有自己的特质和能力，独特的特质和能力也就构成了独特的你。这也正是我们每一个人都值得自豪的地方。正确地认识自己，相信自己，坚定不移地走自己的路吧！自信会助你成功！

活动二　自我剖析

根据兴趣类型与对应的适合的职业进行自我剖析，如表8-1所示。

表8-1　　　　　　　　　　自我剖析表

序号	兴趣类型	适合的职业
1	喜欢与工具打交道	修理工、木匠、建筑工、裁缝等
2	喜欢与人接触	记者、营业员、邮递员、推销员、服务员等
3	喜欢从事文字符号类工作	会计、出纳、打字员、文秘、图书管理员等
4	喜欢地理地质类工作	勘探工、钻井工等
5	喜欢生物、化学和农业类职业	农技员、化验员、饲养员等
6	喜欢从事社会福利和助人工作	医生、律师、护士、咨询员等
7	喜欢行政和管理工作	辅导员、行政人员等
8	喜欢研究人的行为	心理学工作者、哲学、人类学研究者等
9	喜欢从事科学技术工作	工程技术人员、建筑师等
10	喜欢从事想象和创造性的工作	演员、作家、画家、设计人员等
11	喜欢做操作机器的技术工作	驾驶员、飞行员、海员、机床工等
12	喜欢从事具体的工作	厨师、园林工、农民、理发师等

1. 阅读上面的内容，想一想，你的职业兴趣属于哪种类型？你适合哪些职业？

_____

_____

2. 结合所学专业将来的就业目标，你对培养自己的职业兴趣采取了哪些主要措施？

_____

_____

3. 了解适合自己的职业的相关信息，如工作性质、求职者的最低要求、成功的必要条件、工作时间、待遇……

_____

_____

活动三　职业角色体验

我心中的理想职业

小组同学共同搜索自己观察到的各行各业的职业角色，并通过情景表演的方式将其展示出来。每个小组选择一种职业进行表演。

（1）创设一个场景，写好剧本或台词。表演中可以表现这个职业的任何方面，如工作情景、日常生活、与别人的关系、休闲时光等。

（2）表演可以再现职业的酸、甜、苦、辣各个方面，但不要丑化任何一种职业。

（3）由老师和全体同学共同评出最佳职业角色表演奖。

【心理宝典】

霍兰德职业兴趣理论

约翰·霍兰德（John Holland）是美国约翰·霍普金斯大学心理学教授，美国著名的职业指导专家。他于 1959 年提出了具有广泛社会影响的职业兴趣理论。认为人的人格类型、兴趣与职业密切相关，兴趣是人们活动的巨大动力，凡是具有职业兴趣的职业，都可以提高人们的积极性，促使人们积极地、愉快地从事该职业，且职业兴趣与人格之间存在很高的相关性。Holland 认为人格可分为现实型、研究型、艺术型、社会型、企业型和常规型六种类型。

社会型（S）

共同特征：喜欢与人交往、不断结交新的朋友、善言谈、愿意教导别人；关心社会问题、渴望发挥自己的社会作用；寻求广泛的人际关系，比较看重社会义务和社会道德

典型职业：喜欢要求与人打交道的工作，能够不断结交新的朋友，从事提供信息、启迪、帮助、培训、开发或治疗等事务，并具备相应能力。如教育工作者（教师、教育行政人员），社会工作者（咨询人员、公关人员）

企业型（E）

共同特征：追求权力、权威和物质财富，具有领导才能；喜欢竞争、敢冒风险、有野心、抱负；为人务实，习惯以利益得失，权利、地位、金钱等来衡量做事的价值，做事有较强的目的性

典型职业：喜欢要求具备经营、管理、劝服、监督和领导才能，以实现机构、政治、社会及经济目标的工作，并具备相应的能力。如项目经理、销售人员，营销管理人员、政府官员、企业领导、法官、律师

常规型（C）

共同特点：尊重权威和规章制度，喜欢按计划办事，细心、有条理，习惯接受他人的指挥和领导，自己不谋求领导职务；喜欢关注实际和细节情况，通常较为谨慎和保守，缺

乏创造性，不喜欢冒险和竞争，富有自我牺牲精神

典型职业：喜欢要求注意细节、精确度、有系统有条理，具有记录、归档、具有特定要求或程序组织数据和文字信息的职业，并具备相应能力。如秘书、办公室人员、记事员、会计、行政助理、图书馆管理员、出纳员、打字员、投资分析员

实际型（R）

共同特点：愿意使用工具从事操作性工作，动手能力强，做事手脚灵活，动作协调；偏好于具体任务，不善言辞，做事保守，较为谦虚。缺乏社交能力，通常喜欢独立做事

典型职业：喜欢使用工具、机器，需要基本操作技能的工作；对要求具备机械方面才能、体力或从事与物件、机器、工具、运动器材、植物、动物相关的职业有兴趣，并具备相应能力。如技术性职业（计算机硬件人员、摄影师、制图员、机械装配工），技能性职业（木匠、厨师、技工、修理工、农民、一般劳动）

调研型（I）

共同特点：思想家而非实干家，抽象思维能力强，求知欲强，肯动脑，善思考，不愿动手；喜欢独立的和富有创造性的工作。知识渊博，有学识才能，不善于领导他人；考虑问题理性，做事喜欢精确，喜欢逻辑分析和推理，不断探讨未知的领域。

典型职业：喜欢智力的、抽象的、分析的、独立的定向任务，要求具备智力或分析才能，并将其用于观察、估测、衡量、形成理论、最终解决问题的工作，并具备相应的能力。如科学研究人员、教师、工程师、电脑编程人员、医生、系统分析员

艺术型（A）

共同特点：有创造力，乐于创造新颖、与众不同的成果，渴望表现自己的个性，实现自身的价值；做事理想化，追求完美，不重实际；具有一定的艺术才能和个性；善于表达、怀旧、心态较为复杂。

典型职业：喜欢的工作要求具备艺术修养、创造力、表达能力和直觉，并将其用于语言、行为、声音、颜色和形式的审美、思索和感受，具备相应的能力。不善于事务性工作。如艺术方面（演员、导演、艺术设计师、雕刻家、建筑师、摄影家、广告制作人），音乐方面（歌唱家、作曲家、乐队指挥），文学方面（小说家、诗人、剧作家）。

然而，大多数人都并非只有一种性向（如一个人的性向中很可能是同时包含着社会性向、实际性向和调研性向这三种）。霍兰德认为，这些性向越相似，相容性越强，则一个人在选择职业时所面临的内在冲突和犹豫就会越少。为了帮助描述这种情况，霍兰德建议将这六种性向分别放在一个正六三角形的每一角，如图8-1所示。

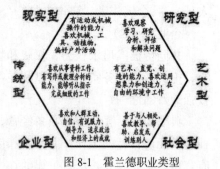

图8-1 霍兰德职业类型

【心理自助】

"绿拇指"的故事

加拿大少年琼尼·马汉读书总是很费力。高二年级时，一位心理学家把这个16岁的少

年叫到办公室。"我一直很用功的。"马汶苦恼地说道。

"问题就在这里，孩子。"心理学家说，"你一直很用功，但进步不大。高中的课程看来你有点力不从心，再学下去，恐怕你就浪费时间了。"

孩子用双手捂住了脸："那样，我爸爸妈妈会难过的，他们一直巴望我有出息。"

心理学家用一只手抚摸着孩子的肩膀，"工程师不识简谱，或许画家背不会九九表，这都是可能的，但每个人都有特长——你也不例外，终有一天你会发现自己的特长。到那时，你就能让你爸爸妈妈骄傲了。"

后来，马汶根据自己的爱好替人整建园圃，修剪花草。不久，雇主们开始注意到这个小伙子的手艺，他们称他为"绿拇指"——因为凡经过他修剪的花草无不出奇的繁茂美丽。

一天，他凑巧来到市政厅，又凑巧碰上了参议员。他发现前面有一块污泥浊水的垃圾地，就提出可以改建成一个花园。

"市政厅缺笔钱。"参议员说。

"我不要钱，"马汶说，"只要允许我办就行。"

参议员大为惊异，他从政以来，还不曾碰到过哪个人办事不要钱呢！他把这孩子带进了办公室，当即办妥批准手续。

当天下午，小马汶拿了几样工具，带上种子、肥料来到目的地。一位热心的朋友给他送来一些树苗；一些相熟的雇主请他到自己的花圃剪取玫瑰插枝；有的则提供篱笆用料……不久，这块肮脏的污秽场地变成了一个美丽的公园：绿茸茸的草坪，曲幽幽的小径，人们在条椅上坐下来还听到鸟儿的唱歌。全城百姓争相夸奖小马汶。

不错，马汶至今没学会说法国话，也不懂拉丁文，微积分对他更是个未知数。但色彩和园艺是他的特长，25 年后的今天他已经成为一名园艺家。他使渐已年迈的双亲感到了骄傲。

第三十一课　规则与生命

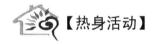

【热身活动】

"捉蜻蜓"

同位之间相对而坐，甲学生伸出左手的食指，乙学生则以右手掌相对，同时，乙学生伸出左手的食指，甲学生则以右手掌相对。教师事先准备一篇文章（不宜太长），其中有一个词被反复重复，要求当出现这个词的时候，伸出手指的学生快速收回，而以手掌相对的学生快速抓捕搭档的手指，再交换做几次，最后确定优胜者。

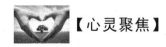

【心灵聚焦】

一缕秀发的故事

漂亮的女生小 m，长着一头飘逸秀丽的黑发，技校毕业后被分配到了某国有大型钢铁企业当上了一名皮带工，主要职责是保证冶炼原料的输送，工作清闲，待遇很高，小m整日美滋滋的。

一天，因为要上中班，小m在上班前到车间洗了澡，披散着头发来到班上。按照规定，女工上班必须戴安全帽，但是由于小m的头发还有点湿，更重要的是小m不想因戴安全帽影响了自己的漂亮发型，所以没有按照规定及时戴上安全帽。她坐在值班室里，悠闲地抚摸着自己飘逸的长发，嘴里哼唱着流行歌曲，十分惬意。

不一会儿，监控室传来消息，在小m负责的区域，出现原料泄露，需要及时处理。她随即起身，急急忙忙披着长发到了泄露现场，原来是原料从皮带上脱落了下来，小m连忙拿起工具清理地上的原料。

就在她低头的一瞬间，头发从她的肩上滑落了下来，悲剧在刹那间发生了：她的头发被运送原料的电机卷了进去……虽经全力抢救，一个美丽的生命还是消失了。

一声呐喊

一天，某大企业正在进行定期检修，刚刚从技校毕业不久的工人小崔和同事一起负责检修电机。按照检修规定，检修时必须持操作票到达检修岗位，先停电，再维修，维修好以后再持操作票通知有关人员供电恢复生产。然而小崔感觉操作规程太麻烦，他没有持操作票，就来到了维修现场，并与现场维护的人员小张商定，听到自己的呐喊以后就可以恢复供电。

维修现场十分嘈杂，过了几个小时后，小张忽然听到好像有人喊了一声，小张以为是小崔在催促自己供电呢，没有经过进一步落实，就供上了电。然而，随之传来了一声急促的嘶喊声，小崔被电了。小张慌忙又断了电，小崔却因被高压电击中，再也没有醒来。

古语说："没有规矩，不成方圆。"军队的战斗力来自于铁的纪律，企业的战斗力和生命力来源于各级人员良好的精神面貌、崇高的职业道德和严格的规章制度。缺乏明确的规章制度，工作中就非常容易产生混乱，如果有令不行、有章不循，按个人意愿行事，就会造成无端的浪费，甚至酿造安全责任事故。上面两则事故的起因都很简单，假如能够按照规则进行操作，一切都可以幸免。

 【活 动 体 验】

活动一　假设与探讨

"你希望火车往哪个方向开？"

有一个火车轨道，由于道路改建，原来的铁轨不用了，但铁轨并没有拆除，成为了废弃的铁轨。新的路轨在原来的旧轨道旁开了岔口向一旁弯去，不久，新轨道建好并通车。在新修建的铁轨旁，树了一块牌子，上面写着"严禁在此轨道玩耍"。几个中学生放学后来到了这里，有一个学生看到牌子上的警告后，他劝另外三个学生不要在新建的轨道上玩，但那三个学生不予理会。为了安全，他自己则跑到原来的旧轨道上去玩。这时一辆火车突然疾驰而来，速度太快，学生们已来不及从轨道上离开，如图8-2所示。

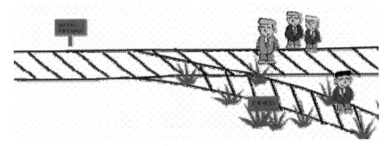

图 8-2　火车道岔道口

假定在新旧火车两个岔道口前面有个扳道装置可以决定火车往哪个方向开，即让火车沿着一直使用的新的轨道或者是沿着原来的废弃的旧轨道开。

（1）如果你是扳道工，你会把火车扳向哪个方向？为什么？此时你的心理感受是什么？

_____

（2）如果你是那三个在新轨道上玩耍的学生之一，你希望扳道工把火车扳向哪个方向？为什么？此时你的感受是什么？

_____

（3）如果你是那个在废弃的旧轨道上玩耍的学生之一，你希望扳道工把火车扳向哪个方向？为什么？此时你的感受是什么？

_____

每个人都应该有良好的规则意识，每个人也应该有责任意识，要敢于为自己的行为负责。那些不遵守规则的人应该为自己的行为付出代价。

若火车驶向一个人的轨道上去，让没有违反规则的人去为违反规则的人付出生命代价，这显得十分不公平，同时也不利于其他人规则意识和责任感的培养。

爱惜生命不应以牺牲规则为代价。规则被破坏后，会导致更大的混乱，生命的安全可能更加无法得到保障。

活动二　案例讨论

令人震惊的撤离

2007 年 8 月 20 日上午 10 点 33 分，我国台湾省"华航"的 737 客机在日本冲绳那霸机场降落。机上共有 8 名机组人员和 157 名乘客。客机在塔台引导下在指定的停机坪缓缓停妥降落。

突然，地面作业人员透过耳机向机长通报飞机右侧起火！机长随即向后舱下达紧急疏散的命令，后舱组员随即打开舱门，启动充气逃生梯，组织旅客迅速有序地逃离客机，旅客撤离后机组人员也迅速逃离飞机，机长在判断全部人员已经全部撤离后，从容地将引擎关闭，从驾驶舱侧面窗户直接跳窗逃生，飞机的中央油箱也几乎在同一时间爆炸。

从地面人员报告起火到机长跳出飞机，整个过程仅仅用了 90 多秒的时间！

（1）你认为，是什么挽救了 163 条人命？

_____

（2）试想，如果当时大家乱作一团，没有了规则和秩序，会是一种怎样的结局？

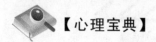

【心理宝典】

工伤事故心理原因分析

大量的工伤事故分析统计资料表明，工伤事故与年龄存在着一定的关系，发生工伤事故最频繁的年龄段在 18 岁到 30 岁之间，而且多发生在入厂工作的头一二年，即刚入厂工作不久的青年工人最容易发生工伤事故。

这是因为青年新工人具有某些心理特点，这些特点主要是：

（1）年轻工人对安全生产的认识较差，安全意识和责任心不够强。因为绝大多数的新工人是从一般学校或技工学校毕业后直接进入工厂的，没有受过系统的安全生产教育。入厂后虽然经过短时间的入厂教育，初步了解了有关安全生产的规章制度，但缺乏工作实践和亲身体验，对安全生产的重要性的认识，仍然很肤浅，往往认为自己最主要的任务就是用最短的时间，学会技术，生产出合格的产品。因而重视学习生产技术，轻视学习安全技术，甚至还认为自己是学徒工，安全生产是师傅的事，是领导的事，与自己的关系不大等。

（2）年轻工人好奇心强，活泼好动。刚进入工厂，到了一个新的环境里，见到了许多对他们来说是新的东西，感到新奇。对新的东西总想摸一摸，动一动，研究研究，一不小心就酿成了工伤事故。

（3）年轻工人血气方刚，逞强好胜，把某些问题看得很简单，常有大材小用之感，总认为自己行，感觉不到有什么潜在的危险。年轻工人的这种心理，往往导致发生工伤事故。

（4）青年工人自恃体力强，不注意劳逸结合，过度疲劳也会导致发生事故。

（5）青年工人涉世不深，在生活上遇到某些事故时容易激动，情绪不稳定。这样在操作时容易精神恍惚，反应迟钝或感情冲动，思想不集中而发生事故。

（6）年轻人爱美，这是正常的，但在生产中，爱美必须以保证安全为前提。例如，操纵机床的女青年工人，长长的头发很美，但在生产中仍必须戴上防护帽，否则，头发露在外面，被机器绞进去，就会造成工伤事故。

规则是一种约束，更是一种保障

每一个人在自己一生的职业发展中，都处于或大或小的无形的规则之中，我们要遵守自己所处环境中的小规则，更要遵守整个行业甚至整个社会的大规则。遵守规则才能保证个人的发展目标与组织的相一致，因此，也可以说对规则的遵守是我们职业发展的最基本保障。通常而言，个人是很难与已形成的职业规则相抗衡的，即便存在着某些成功人士影响到某个行业的发展，也一定是在他通过自己前期长时间的规则的遵守，得到了行业的接纳，对行业或企业有了透彻的理解和足够的影响力之后。遵守规则是职业人保护自己的法宝，也是长足发展的基础。

有些人以为规章、制度等规范只是企业的需要，却没有认识到更重要的一面：规则是一种约束，更是一种保障。它在约束我们的同时，也为我们的职业安全提供了最充分的保障。将来，作为企业的员工要在企业发展，遵守规则，保障职业安全这是一个最起码的要求。将来，我们不仅要在制度的约束下成长，还要学会利用制度给予的资源发展自己，提高能力并增加业绩。

而青春的我们，常以反叛而自居，我们常常反感于生活中的种种规矩和原则，以为那种种规矩和原则阻碍和扼杀了我们的自由。但如果真的没有了各种规则的约束，我们的生活会美好吗？

没有了规则的束缚，短时间看来，我们是放松了、自主了、超脱了……但是不久，你会发现，我们整个人就会从放松走致放纵和懒散，甚至于堕落。同时，你的"放松和自由"会严重干涉身边其他人的正常生活，导致更大范围的"不自由"甚至混乱。试问，以牺牲他人的正当权利和利益为代价的自由，能称得上是真正的自由吗？试想，每个人都去追求如此的自由，整个社会会是一种什么状态？

其实，一切的自由都是以"不自由"为代价的。我们遵守规则的最终目的是为了得到更大范围的自由和公平。没有限制、没有压力、没有负担、没有恐惧，自由也就无滋无味，也就无所谓突破。小到纪律、规章、制度，大到法律，都是一些我们生活中的规则，我们约束自己的行为，遵守基本的规则，是为自己负责，也是为他人和社会尽义务。

在成长的日子里，我们经常见到身边一些自以为很"酷"的人脱离规矩生活而沉沦，这更证明了无规矩不成方圆、没有制度就没有安全的正确性。不要以为规矩和制度是对成长的束缚，其实它是幸福美好生活的最忠实支持者；也不要以为那是对自己不公平的虐待，其实它对每一个人都是最公平的善待。善待自己，生命才能长久、永恒、灿烂。而善待自己的重要体现就是过有纪律、有原则的生活。

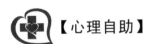 【心理自助】

一根手指头的沉痛教训

——来自一名受伤车工的陈述

在一起起血淋淋的以泪洗面、悲痛欲绝的事故面前。我除了不寒而栗外，更多的还是羞愧难当，因为我曾经也是一位安全生产事故的受害者。

那是 2010 年的一天早上，天气非常寒冷，而我却很兴奋，因为我出徒了，今天我要亲自独立加工一件大型设备急用的丝杠，我把圆钢装夹到卡盘上进行加工丝杠作业，不用说有多高兴了，这是我入厂以来第一次一个人自由自在地操作了，心里美滋滋的，不像以前，稍有不慎，就被师傅批评。现在看着飞转的车头，挑丝刀吐出麻花状的白丝片，我很是兴奋。但就在我快加工完丝杠时，一分神，我右手戴着的手套一下就被高速飞转的丝杠卷了进去，我下意识的将手往回缩。但已经来不及了，我大叫一声，便失去了知觉。醒来时，我已经躺在了医院的急救室，这次事故使我失去了一根手指。

小小的一根手指，给我心灵深处留下的伤痛是难以弥补的。住院时，躺在病榻上的我除了伤痛外，整天就是以泪洗面，我才 20 岁，年轻啊，只要一闭上眼睛便噩梦不断，我的情绪越来越低落，就在我茶饭不思之时，我的领导、工友和朋友们来到我的面前，伸出了援助之手。在给我以安慰的同时，还给我指出工作中的不足，并给我分析了事故案例和讲述安全生产的重要性。有了领导和同志们的关心和帮助，我很快把情绪调整过来，并暗下决心一定要吸取这次血的教训。

回想起过去的一幕幕，我不禁想起了唐代诗人杜荀鹤的《泾溪》，"泾溪有险人竞慎，经岁不闻倾覆人，却是平流无石处，时时闻说有沉沦。"诗的大意是说：泾溪水流湍急，地势险要，过往之人都小心谨慎，一年四季都没有听说有人在此遇险。而在水流平缓的无险之处，却时常听说有人跌落水中。

从诗意中可以发现，人处于已知险境时，总能保持警惕，所以能够化险为夷；当人们认为平安无事时，精神松懈，对突如其来的变化准备不足，所以在相对安全的地方经常发生事故。任何事故的发生都难免伴随那一瞬间的麻痹与松懈。

一根手指换来的沉痛教训。教训也把我从沉痛中唤醒。只有将安全这根弦时时刻刻绷紧，安全永记心中，事故才会远离我们。我们只有用实际行动去强化安全意识，提高自我防护意识能力，加强科学的防范，才能避免许多本不该发生的悲剧。

第三十二课　竞争与合作

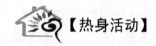【热身活动】

"红黑"游戏

1. 同桌之间相互挑战。每个人都有两张牌，一红一黑。

2. 同时出牌 6 次，同时亮牌。

黑——黑各+3分；红——红各-3分；红——黑红+3分，黑-3分。

3. 每次出牌后记下自己所得分数，最后算出总分。

4. 出红牌意味着竞争，不仅自己要获得分数，而且要对方失去分数。但在这个游戏中，我们的能力都势均力敌，每个人都不会一直出黑牌给对手永远的机会。出黑牌意味着合作，不仅自己得到 3 分。也愿意对手获得 3 分，情愿与对方实现双赢。

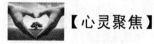【心灵聚焦】

鳗鱼效应

日本北海道出产一种味道珍奇的鳗鱼，海边渔村的许多渔民都以捕捞鳗鱼为生。鳗鱼的生命非常脆弱，只要一离开深海区，过不了半天就会全部死亡。奇怪的是，有一位老渔民天天出海捕捞鳗鱼，返回岸边后，他的鳗鱼总是活蹦乱跳的。而其他几家捕捞鳗鱼的渔户，无论如何处理捕捞到的鳗鱼，到渔港后都全是死的。

由于鲜活的鳗鱼价格要比死亡的鳗鱼几乎贵出一倍以上，所以没几年功夫，老渔民一家成了远近闻名的富翁。周围的渔民做着同样的营生，却一直只能维持简单的温饱。老渔民在临终之时，把秘诀传授给了儿子。

你知道秘诀是什么吗？

原来，老渔民使鳗鱼不死的秘诀，就是在整仓的鳗鱼中，放进几条名叫狗鱼的杂鱼。鳗鱼与狗鱼非但不是同类，还是出名的"死对头"。几条势单力薄的狗鱼遇到可怕的对手，便惊慌的在鳗鱼周围四处乱窜。这样一来，反倒是把满满一船舱死气沉沉的鳗鱼全给激活了。

第16届世界杯足球赛在东道主法国队和上一届冠军巴西队之间展开，按球王贝利的说法"法国队著名的球星只有齐达内一个，而巴西队人人都称得上是球星。"然而，比赛结果却大大出乎我们的意料，巴西队以0：3的悬殊比分惨败给法国队。原因何在？原来法国队非常注重整体的攻防配合，而巴西队却只是凭借球星个人的实力作战。结果，巴西球星单枪匹马轮番冲击，在法国队的整体攻防面前毫无优势可言。

赛后，贝利坦然地说："0：3的比分让巴西队输得心服口服。"

"物竞天择，适者生存。"只要有生命存在，就有竞争。现代社会更是充满竞争，对手无处不在。那么，我们应当怎样看待竞争对手？为什么竞争的同时还要善于合作？怎样才能处于不败之地？愿同学们能拥有一颗勇敢、平和的心，敢于竞争，善于合作，还要学会在竞争中合作，在合作中竞争，相信人生因竞争而激情澎湃，生活因合作而更加精彩。

 【活动体验】

活动一　案例分享

1960年，多依奇教授和克劳斯设计了一个卡车货运游戏，以探讨竞争与合作问题。由2名被试者分别扮演指挥甲、乙两辆卡车运行的负责人，每个人都要尽快地把货从出发地运到目的地。两车运行的出发地和目的地各在相对的方向，甲、乙有一条互不冲突、但较远的路线，同时，还有一条彼此可以共用、但仅容1辆卡车通过的捷径。运货的速度决定每个人的收益，因此双方都想尽快地通过那条捷径。如果双方采取合作的策略，轮流使用近路，则双方都受益；如果双方都抱定仅使用这条近路，那就会陷入僵局，在途中谁也通不过，结果双方都受损。

（1）上述材料说明了什么问题？

_____

（2）合作与竞争有什么关系？

_____

（3）在社会生活中，怎样竞争？

_____

活动二　实验探究

在一个大玻璃瓶内装入几个纸做的圆锥体，每个圆锥体都系在一根细线上。参与者可以通过细线，把圆锥体拉出瓶外，但瓶口较小，每次只能拉出一个。瓶子接有水管，可放水入瓶。实验时，由小组成员各持一线，要求在最短的时间内将圆锥体拉出来。如果时间过长玻璃瓶中的水逐渐上升把圆锥体浸湿，便算失败。在这种情境下，如果大家互不相让，谁也达不到目的。

（1）请为你的团队取得成功出主意。

_____

（2）这个实验对我们有什么启发？

_____

活动三　"舍"与"得"

美国俄亥俄州，每年都要举行南瓜大赛，汤姆的成绩相当优异，连年获首奖或优胜奖。得奖后，汤姆毫不吝惜地将种子分送给邻居。一个邻居不解地问："你花那么多时间和精力培育良种，为什么把种子送给我们？难道你不怕我们的南瓜超过你的？"汤姆则回答："我把种子送给大家，其实也是在帮助自己！"原来，各家瓜地相连，汤姆把自己的优良品种分给邻居，可以防止蜜蜂在传授花粉的过程中，将劣种花粉传播到自己的优良品种上，避免优良品种的退化。

（1）汤姆帮助竞争对手的结果是什么？

_____

（2）结合案例，谈谈合作的重要性。

_____

活动四　发现窗

善于与人合作的人通常具有下列个性特征，对照一下你自己的身上有哪些，在符合你情况的句子后面打（√）。

（1）心中时常想到他人，尤其是在荣誉面前　　　　　　　　　（　　）
（2）尊重他人，讲文明，懂礼貌，没有不良行为习惯　　　　　（　　）
（3）谦虚，愿意取人之长补己之短　　　　　　　　　　　　　（　　）
（4）能倾听，思考别人的不同意见，但也有自己的独立见解　　（　　）
（5）兴趣爱好广泛　　　　　　　　　　　　　　　　　　　　（　　）
（6）能宽容别人所犯的错误　　　　　　　　　　　　　　　　（　　）
（7）总能及时、主动、适度地表达感情　　　　　　　　　　　（　　）
（8）热心于集体活动，对工作负责任　　　　　　　　　　　　（　　）
（9）乐于助人也乐于接受别人的帮助　　　　　　　　　　　　（　　）
（10）真诚待人不夸夸其谈，乐观生活不悲观怕事　　　　　　　（　　）

如果在7个以上，祝贺你，你是一个善于合作的人。希望你不断完善自己，这样，你的收获会更大！如果在5个以下，你就要想一想，怎样改正做得不够好的地方，相信你也会成为善于合作的人，同样会受人欢迎！

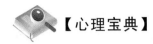 【心理宝典】

一、正确看待竞争对手

竞争意识是个体或团体在各方面力争胜过对方的自觉的心理活动。当今社会，竞争的意识、竞争的氛围无时不在。但竞争不是你死我活，我们应该正确看待竞争对手。

1. 对手是前进的路标

对手与你是同行，在很多方面有相似或相同之处。有时，对手会成为本行业某些领域的探路者，对手的成功就是你的经验——告诉你什么能做，对手的失败就是你的教训——告诉你什么不能做。有人评论，百事可乐的最大成功是找到了可口可乐这个成功的对手，从彼此身上激发出灵感和冲动，展开了一场风生水起的竞争。

2. 对手是精神的鞭策者

人生来就有争强好胜的个性。没有了对手，便没有了竞争；没有了竞争，便没有了危机；没有了危机，便会萎靡倦怠。对手是你精神的鞭策者，你追我赶，紧张而又兴奋。对手是你成功路上的催化剂，总会给你带来压力，逼迫你努力地投入到"斗争"中去，想办法成为胜利者。在同对手的对抗中，你才能真正磨练自己，对手是你前进的动力。若干年以后，当你感到自己已经有所进步的时候，你会发现，给你最大动力的不是你的朋友，恰恰有可能是你的竞争对手。

3. 对手是行为监督者

对手就像一面镜子，通过他，你能更全面地看清自己，什么时候偏离了方向，什么地方走了弯路，他都会明确地"告诉"你。对手是你业绩的检验者，成绩通过比较才能看得更清楚，与对手相比，能显示出自己的真正成绩。

4. 对手是另一种合作伙伴

一个追求卓越的人，常常把最优秀的人作为对手，用他来激励自己，从而增强事业发展的动力。即使永远不能打败对手，你也不要沮丧，至少，对手的存在使你变得越来越强大。从这个意义上说，对手是另一种合作伙伴，只是他给你的不是直接的帮助，而是间接的促进。

二、培养健康的竞争心理

面对竞争，必须有心理准备。是否具有健康的竞争心理，对事业发展有着重要的影响。

1. 在竞争中欣赏别人

当对手胜利时，我们要真诚地祝福他们，真心地为他们喝彩，同时让自己在失败中反思和奋起。"天外有天，人外有人"，只看到自身的优点是不够的，要学会用欣赏的眼光去看待别人，找出自己的不足，尽可能赶超对手。

2. 在竞争中保持稳定的心理

有竞争，就有强弱之分，弱者必须承受得住失败的打击。在这次竞争中失败了，并不表示你在将来的竞争中也注定会失败；在这方面的竞争中失败了，并不说明你事事不如人。

要克服自卑心理，选好努力的方向，决不能自暴自弃。据美国心理健康资料统计，近几年美国产业界有关人员因在竞争中受到心理压力而导致生产力下降，致使每年损失平均达170亿美元之巨。所以，保持平和心态是在竞争中取胜的基本要求。

3. 坚信人人都能成功

人的一生充满竞争，竞争促进了社会的前进，每个人都应以乐观向上的态度投入竞争。在竞争之中保持良好的合作，成功之后不忘提携幼弱，切不可为争一日之长短而做出有失品德的事情。职场上的竞争与做人是不矛盾的，良好的品格修养会让竞争更有利于人的全面发展。

三、竞争的原则和方法

竞争无时不在，无处不有，但竞争并非要打垮对手，也不是只有你死我才能活。竞争是有条件的，是有规则的，绝不是以击倒对方为目的。

1. 公平竞争

无规矩，不成方圆。竞争的双方只有在道德与法律的天平下进行竞争，才能保证竞争的顺利进行。既要防止他人用不法手段进行竞争，也能使自己在合法的条件下取得竞争的成功。相反，恶性竞争会增加"内耗"，导致两败俱伤。

2. 合理竞争

合理竞争是主体通过正当的、合理合法的、人道的手段和方式提高自己，使自己处于优势而获得成功。合理竞争既有利于获胜者，又有利于社会和他人。其原则是"自己生存，也让别人生存，在生存中分优劣；自己发展，也让别人发展，在发展中比高下"。休谟说："高尚的竞争是一切卓越才能的源泉。"如我们要在学习上比高下，必须通过刻苦努力来超过比自己成绩好的同学，而不是把他们拽下来。

3. 消除不良竞争心理

嫉妒等不良竞争心理危害他人，最终也危害自己。要善于把嫉妒转化为成功的内驱力，正确看待竞争对手，向对手学习，共同发展，共同进步，而不是消灭对手。当被人嫉妒时，也要正确对待，即心胸要宽广一些，不要去计较；要在可能的条件下，给对方以能够接受的帮助。美国成功学大师戴尔·卡内基说："要真正憎恶别人的简单方法只有一个，即发挥对方的长处。"卡内基说的"憎恶"是另一种形式的"宽容"，憎恶别人不是咬牙切齿饕餮对手，而是吸取对方的长处化为自己强身壮体的钙质。

4. 提高自己而取胜

提高自己，就是要挖掘出自己的核心竞争力，形成人无我有、人有我优的优势。提高自己，就是要整合各方面资源，打造成良性循环的整体，从而提高效率，降低成本。提高自己，就是发动每个细胞，让它们在最佳组合下奔跑起来，从而不断地战胜自己，超越自己，使自己变得越来越强大。

四、学会竞争与合作

合作，是集体活动，在这种活动中，人与人之间相互协作，以期达到某个共同的目标。竞争与合作，历来被认为是人类生存和发展必不可少的两大基础，也是个人成长与发展所必备的基本素质。

当今世界，既竞争又合作的关系日益明显，合作意识与合作能力已经成为人们生存发展的重要品质。合作中竞争，竞争中合作，才能达到"双赢"甚至"多赢"的境界。我们勇于竞争的同时，必须学会合作，善于合作。在商战中，没有永远的敌人，企业的目的是相同的，那就是营利。与其两军对垒，两败俱伤，当然不如"一个好汉三个帮"，取得"双赢"。三国时期，刘备与孙权联合抗曹，以弱胜强，取得了赤壁大战的胜利。这段历史佳话，其实就是一个典型的竞争中合作的案例，对企业发展很有借鉴意义。

1. 善于承认不足

只有善于承认不足，才能虚心接受别人的观点，才能理解别人的行为方式，不能目中无人，高高在上。著名的麦肯锡咨询公司提出，21世纪企业新战略就是协作竞争，结盟取胜。竞争是大家抢一块蛋糕，而合作是一起做大一块蛋糕。比如班级要在校运动会上取得好成绩，必须注意全班同学间的合作，项目分配，接力棒次安排，篮球战术，无不体现合作取胜的真谛。合作可以弥补不足。

2. 设身处地理解别人

要有宽容的心态，主动为他人着想。这是合作中很重要的一种能力。竞争必然带来不良情绪或导致不合理行为，只有设身处地，冷静思考，才能把握竞争的有序性和良性发展。

3. 时刻不忘正视自我

合作的过程中要积极思考，大胆提出自己的观点，透彻表述自己的想法和做法，这样才能在合作中彼此受益。我们有时会高估自己或小看自己，这往往是我们没有认识到自己的真正价值和实力。竞争可以增强自我认知，促进自我完善。知己知彼，才能百战不殆，正视自己是决定竞争成败的一个重要因素。

4. 胸怀宽广，坦荡无私

不要怕与人合作，公开思想，会削弱自己的优势。"独学而无友，则孤陋而寡闻。"创业也是一样，不必怕对手暂时超过自己。世界著名思想库之一的美国电话电报公司贝尔实验室，聚集着最优秀的工程技术人员，他们举世瞩目的成就，正是源于这些一流学者之间的友好、愉快、有效的合作。据统计，1901～1996年，获诺贝尔奖者近500人，其中300人的研究是合作成果，占总数的2/3以上。心理学家告诫我们，一个人如果不能学会合作之道，必然走向孤独之途，并产生强烈的自卑情绪，也将失去进一步发展的机会和能力。

同竞争相比，合作对人的发展具有更为重要的意义。美国学者亚历山大·阿斯廷认为：人类所有重大成就都是合作的结果，人类自下而上的漫长历史就是合作本性的最好证明。

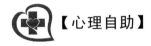 【心理自助】

战与争

战与争都是为了自己方面的利益而跟人争胜。争胜的手段有两种，一种是削弱对手，另一种是提高自己。在实际操作中，有采用前者的，也有采用后者的。那么，采用哪一种对自己更有利呢？下面就对这个问题作一下分析。

1. 削弱对手的手段

采用"削弱对手"的竞争者，往往敌视对手，视同行为冤家。这种敌视态度，往往会演绎成敌视行为，而这种敌视行为又会导致对手的反扑和对抗，最终形成企业之间恶力拼杀、价格大战、促销大战，商战一旦爆发，即使一些不想参战的企业，也不得不硬着头皮应战，看着人家加倍的广告投入和名目繁多的促销，自己若置之不理则会陷入"不进则退"的局面。随着越来越多的企业卷入战火，当每个企业都知道打价格战时，当每个企业都实施"全员营销"时，当每个企业都花费大量的广告以巩固自己的品牌时，就会导致事倍功半，甚至互相抵消的后果，从而造成大量的资源浪费。

不可否认，早期的"挑战者们"会收到很显著的效果，但是追求这种立竿见影的短期利益无异于杀鸡取卵。

采用"削弱对手"的手段，其最高境界就是将对手"消灭"，然而，从某种意义上讲没有了对手就等于慢性自杀。

2. 提高自己的手段

采用"提高自己"的竞争者，视对手为兄弟，彼此各有志向，并且互相尊重，在一个共同遵守的游戏规则下，通过提高自己来竞胜。

提高自己就是要挖掘出自己的核心竞争力，形成人无我有、人有我优的优势。

提高自己就是要整合各方面资源，打造成良性循环的整体，从而提高效率，降低成本。

提高自己就是发动每个细胞，让它们在最佳组合状态下奔跑起来！

提高自己更不能忘了一门必修课——向对手学习。

对手是你前进的路标。因为对手与你是同行，而且在很多地方都有相似或相同之处。有时，对手会成为本行业某些领域的探路者，对手的成功就是你的经验——告诉你什么能做，对手的失败就是你的教训——告诉你什么不能做。

对手是你精神的鞭策者。因为人生来就有争强好胜的个性，没有了对手便没有了竞争；没有了竞争便没有了危机，没有了危机便会萎靡倦怠。对手就是你精神的鞭策者，你追我赶，紧张而又兴奋！

对手是你行为的监督者。对手就像一面镜子，通过它，你能更全面地看清自己，什么时候偏离了方向？什么地方走了弯路？他都会明确地"告诉"你！

对手是你业绩的检验者。有些人总喜欢闭门自赏，总喜欢和自己的过去相比较。不可否认，成绩通过比较才能看得更清楚，但是如果与自己的过去比较，以显示自己现有成绩的话，就像一个60岁的人与自己50岁的时候比年龄一样可笑与无知，只有与对手相比才能显示出自己的真正成绩，对手是你成绩的检验者。

总之，战，是恶意的，是不择手段的互相削弱对手，因此战争没有赢家，即使"赢"了也是输，因为没有了对手就等于慢性自杀。战的结果是双亡！争，是善意的，就像一个人的两只脚走路，在一个共同的游戏规则下，你超越我，我超越你，就在这种和睦的相互超越中，共同前进。因此竞争没有输家，发展第一、争胜第二，竞争只是手段，发展才是目的。争的结果是双赢！

因此，符合你利益的明智选择就是：只争不战。

参 考 文 献

[1] 俞国良，李媛. 心理健康教学参考[M]. 北京：高等教育出版社，2009.

[2] 山东职业教育教材编写组. 心理健康教育[M]. 济南：山东教育出版社，2011.

[3] 吴增强. 高中生心理辅导指南（教师用）[M]. 上海：上海科技教育出版社，2001.

[4] 钟志农. 心理辅导活动课操作务实[M]. 宁波：宁波出版社，2008.

[5] 张文新. 青少年发展心理学[M]. 济南：山东人民出版社，2003.

[6] 宿春礼，胡宝林. 好心态 好性格 好习惯[M]. 北京：华文出版社，2009.

[7] 边玉芳. 心理健康 教师手册（第三版）[M]. 上海：华东师范大学出版社，2010.

[8] 黄希庭. 心理健康教育（教师读本）（第二版）[M]. 北京：高等教育出版社，2007.

[9] 吴增强，蒋薇美. 心理健康教育课程设计[M]. 北京：中国轻工业出版社，2007.

[10] 姚本先. 快乐人生的"良方"——心理健康教育[M]. 北京：人民教育出版社，2006.

[11] 钟志农. 班主任心育活动设计 36 例[M]. 北京：教育科学出版社，2012.

[12] 樊富珉. 团体心理咨询[M]. 北京：高等教育出版社，2007.

[13] 杨敏毅，鞠瑞利. 学校团体心理游戏教程与教案[M]. 上海：上海科学普及出版社，2006.